四川 方言版

新冠防护，你知多少

学术顾问◎李为民　李　卡

主　编◎薛　秒　邓　蓉

大内秘籍，川味解析

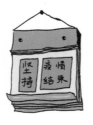

XINGUAN FANGHU NI ZHI DUOSHAO
DA NEI MIJI CHUANWEI JIEXI

U0254954

四川科学技术出版社

图书在版编目（CIP）数据

新冠防护，你知多少：四川方言版 / 薛秒，邓蓉主编. -- 成都：四川科学技术出版社，2020.7

ISBN 978-7-5364-9864-8

Ⅰ．①新… Ⅱ．①薛… ②邓… Ⅲ．①日冕形病毒—病毒病—肺炎—预防（卫生）—基本知识 Ⅳ．① R563.101

中国版本图书馆 CIP 数据核字（2020）第 112048 号

新冠防护，你知多少（四川方言版）

学术顾问 李为民 李卡

薛秒 邓蓉 主编

出 品 人	程佳月
策划编辑	罗小燕
责任编辑	李 珉
责任出版	欧晓春
出版发行	四川科学技术出版社

官方微博：http://e.weibo.com/sckjcbs
官方微信公众号：sckjcbs

成品尺寸	165mm×235mm
印 张	11.25 字数 225 千字
印 刷	四川华龙印务有限公司
版 次	2020 年 10 月第 1 版
印 次	2020 年 10 月第 1 次印刷
定 价	42.00 元

ISBN 978-7-5364-9864-8

地址：四川省成都市槐树街 2 号　邮政编码：610031
电话：028-87734059　电子邮箱：sckjcbs@163.com

《新冠防护，你知多少》（四川方言版）
编委会

学术顾问　李为民　李　卡

主　审　袁　丽　谷　波　吴小玲

主　编　薛　秒　邓　蓉

副主编　杨　荀　刘　明　尹晓丹　刘美成

编　者　（按姓氏拼音排序）

包　芸　曹金秋　曹鑫宇　陈　芳　陈　林　陈妍伶

邓　蓉　丁　杰　苟智琼　谷　波　何小琴　胡思靓

黄　霞　雷　靖　李丹妮　李　欢　李佳昕　李　饶

李思敏　刘美成　刘　明　刘　维　罗婉琦　罗云婷

毛　凌　潘　璐　谭其玲　吴小玲　王　瑞　王武诗

薛　秒　肖开芝　谢　佳　杨　荀　杨亚莉　叶亚丽

尹晓丹　袁　丽　张　萍　张琼英　张维林　赵上萍

周美池　周　言　曾秋月

秘　书　罗云婷

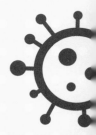

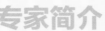专家简介

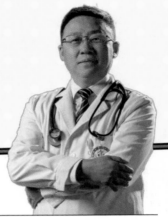

李为民 LI WEIMIN

　　呼吸与危重症医学科教授,医学博士,博士生导师;四川大学华西临床医学院和华西医院院长;国家卫生和计划生育委员会公立医院战略管理分委会主任委员,中华医学会呼吸专业委员会副主任委员,中华医学会呼吸专业委员会肺癌学组副组长,四川省医学会呼吸专业委员会主任委员,四川省医学会内科专业委员会主任委员等;四川省学术与技术带头人。

　　一直致力于呼吸内科疾病的临床、教学及科研工作。主要研究方向为肺癌早期诊断与治疗及肺部感染的临床诊疗。主持各级科研课题 20 余项,包括国家自然科学基金、国家"十一五"科技支撑计划、国家高技术研究发展计划（863 计划）、国家科技部重大专项等。发表论文 200 余篇,其中 SCI 收录 40 余篇,包括 *Cancer*、*Chest*、*Mol Cancer*、*Oncotarget*、*Cancer Lett* 等杂志。研究成果分别获四川省科技进步一等奖和中华医学科学技术进步奖一等奖。

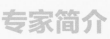

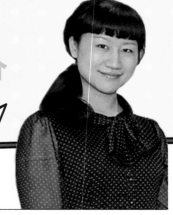

李卡　LI KA

　　四川大学华西护理学院执行院长，博士导师；天府万人计划"天府科技菁英人才"，四川省卫生厅学术技术带头人。

　　负责国家自然面上基金 1 项、科技部重大专项子课题 1 项、四川省科技厅纵向课题 5 项。获天府万人计划"天府科技菁英人才"项目经费 300 万。

　　以第一作者与通讯作者身份在核心及统计源期刊发表论文 99 篇（SCI10 篇、MEDLINE6 篇）。出版专著 10 余部、教材 3 部、指南与共识 5 部。

　　作为负责人完成的"加速康复外科围术期护理关键技术的研究与临床应用"获四川省科技进步一等奖。作为"直肠癌 TME 低位结肛吻合术专业化护理研究"负责人，获四川省科技进步三等奖、中华护理学会科技进步二等奖。

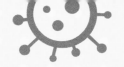

学术任职：

第八届国家卫生健康标准委员会老年健康标准专业委员会委员

中华护理学会外科专委会副主任委员

中国医药教育协会加速康复外科护理专业委员会主任委员

中国医疗保健国际促进会加速康复外科委员会护理学组组长

中国研究型医院学会护理教育专业委员会副主任委员

全国高等学校护理学类实践实训工作组副组长

中国研究型医院学会加速康复外科委员会护理学组副组长

四川省护理学会外科专业委员会主任委员

《解放军护理杂志》《中国护理管理》《护理研究杂志》编委

研究方向：

加速康复外科护理研究。

专家简介

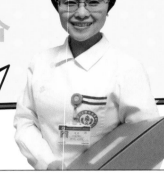

袁丽 YUAN LI

主任护师、教授、硕士导师；四川省卫生厅学术技术带头人，现任职于四川大学华西医院，担任大内科护士长、华西护理学院内科护理教研室主任；中华护理学会杰出护理工作者，中华护理学会糖尿病专业委员会副主委，中国医促会循证医学专业委员会循证护理学组副组长，四川省内科护理专业委员会主任委员暨糖尿病教育和护理组组长，四川省糖尿病专科护士培训基地负责人，四川省护理质量控制中心专家，《中华护理杂志》《中华现代护理杂志》《糖尿病天地杂志》等杂志编委。

发表论文 160 余篇其中 SCI 收录 3 篇，先后参与国家卫生部规划高校教材《内科护理学》和糖尿病专科书籍编写共 30 余部，其中主编 9 部，副主编 4 部。主持课题 38 项，获专利 5 个、计算机软件著作权 1 项、作品登记 1 项。获中国医院管理奖、四川省科技进步奖各 1 项，获中华护理学会科技进步奖 2 项。

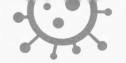

专家简介

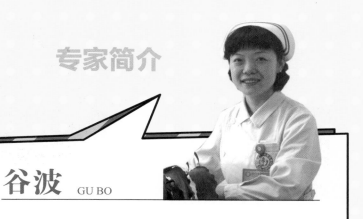

谷波 GU BO

　　护理管理硕士，主任护师；四川大学华西医院内科副科护士长，四川大学华西临床医学院护理本科内科教研室副主任；成人护理课程负责人；四川省护理学会内科护理专业委员会委员，信息专业委员会副主任委员，中国医促会肾移植护理学组副组长。

　　先后任职普外、骨科、神经内科、胸外科、泌尿外科等多个临床科室，具有丰富的临床护理及护理管理经验。主要研究方向：肾移植护理、泌尿外科及肾脏内科护理、护理管理。发表论文 60 余篇，主编和参编书籍 9 部，申请专利 3 项，负责和参与课题 8 项。

专家简介

吴小玲 WU XIAOLING

　　主任护师，四川大学华西医院呼吸与危重症医学科护士长，兼任四川大学华西护理学院成人护理学"呼吸系统"、健康评估及临床医学八年制"胸呼吸课程整合"的课堂教学工作，指导护理研究生临床实习；四川省卫生健康委员会新型冠状病毒肺炎科普与舆情专家组成员，中华护理学会呼吸护理专业委员会委员，中国康复医学会呼吸专业委员会护理学组副组长，中国残疾人康复学会肺康复专业委员会委员，全国呼吸与危重症专科护理联盟副主席，中国肺康复护理联盟副盟主，四川省等级医院评审专家库成员，四川省护理学会科普专业委员会副主任委员，四川省护理学会内科专业委员会慢病管理学组副组长，四川省康复医学会呼吸专业委员会副主任委员兼护理学组组长，成都市护理学会内科专业委员会委员。

　　擅长呼吸与危重症患者的护理和管理以及护理教育，尤其擅长无创通气患者的护理和呼吸康复护理。发表论文数十篇，主编、副主编、参编专著或教材十余部；主研或参研课题数项，获国家发明专利 3 项、实用新型专利 20 余项，其中 10 项实现成果转化。

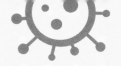

专家简介

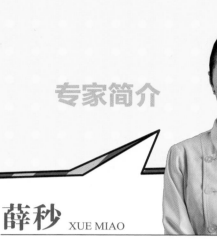

薛秒 XUE MIAO

　　副主任护师，四川大学华西医院呼吸与危重症医学科结核病房护士长，兼任四川大学华西护理学院成人护理学"肺结核患者的护理"课堂教学工作、临床医学八年制呼吸系统疾病（双语）及护理学基础临床见习，指导护理本科生临床实习。四川省康复医学会呼吸专业委员会护理学组委员。

　　擅长呼吸与危重症患者的护理和管理。近年来发表论文十余篇，参编专著 4 部；负责四川省科技厅项目 1 项，已获国家发明专利 2 项，实用新型专利 6 项。

专家简介

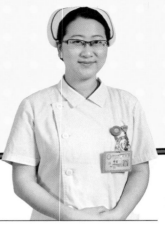

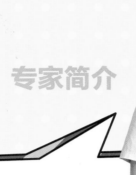

邓蓉 DENG RONG

　　学士，副主任护师，四川大学华西医院感染性疾病中心传染科护士长，从事临床护理工作 20 余年，具有丰富的临床护理经验，擅长感染性疾病的护理及护理管理。一直致力于感染性疾病护理的临床教学、临床和科研工作。

　　发表论文 20 余篇，其中以第一作者身份发表论文10 篇；参编教材及专著 4 部，主编 1 部，主编的《感染性疾病科普读本》获第二十五届中国西部地区优秀科技图书三等奖。获实用新型专利 3 项；主研四川省科技厅课题 1 项，参与四川省卫生厅课题 3 项、四川省科技厅课题 4 项，以及 GCP 课题多项。

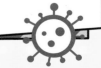

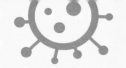

专家简介

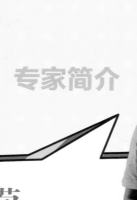
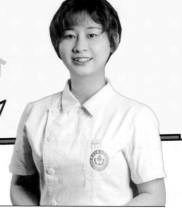

杨荀 YANG XUN

　　呼吸与危重症医学科护师。2014 年起先后任四川大学华西医院规范化学员及四川大学华西护理本科生的临床带教老师。

　　长期从事呼吸与危重症医学科护理工作，具有丰富的临床经验，擅长呼吸与危重症患者的护理及无创呼吸机的临床应用技术。现任科室无创通气管理组组长。先后多次荣获"科室先进个人""优秀共产党员"等称号。

　　近年来，参编著作 3 部。连续多年协助并参与国家级继续教育项目"无创机械通气技术研讨班及慢性阻塞性肺疾病医院—社区—一体化管理培训班"，培训学员千余名。积极参加呼吸健康科普知识宣传，协助构建并参与国内首个呼吸系统疾病科普教育平台管理；获 2018 年中国国际科普作品大赛授予的"科普贡献者"荣誉称号。

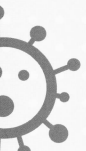

专家简介

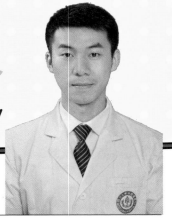

刘明 LIU MING

　　医学学士，护师，糖尿病专科护士。从事内分泌代谢科临床护理工作 6 年，具有丰富的临床经验，熟练掌握内分泌代谢疾病护理，尤其擅长骨代谢疾病护理及慢性疼痛护理管理。多次参加国家级及省级疼痛护理培训。

　　以第一作者身份在核心期刊发表论文 2 篇。荣获"四川大学优秀工会会员""四川大学华西医院优秀党务工作者"称号。

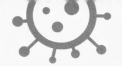

专家简介

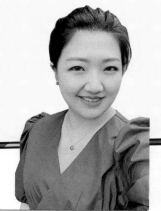

尹晓丹 YIN XIAODAN

护师，从事传染科临床护理工作 7 年，熟练掌握传染科各种疾病护理。

曾多次荣获各级演讲比赛一等奖，先后荣获"四川大学华西医院优秀党务工作者"、"四川大学华西医院先进个人"称号。

专家简介

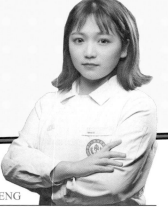

刘美成 LIU MEICHENG

　　呼吸与危重症医学科护师。2018 年起任四川大学华西医院呼吸与危重症医学科临床带教老师。

　　长期从事呼吸与危重症医学科护理工作，具有丰富的临床经验，擅长呼吸与危重症患者的护理。积极参加呼吸健康科普知识宣传，2018 年中国国际科普作品大赛"科普贡献者"获得者。先后多次获得"科室先进个人"等各种荣誉称号。

　　近年来参编著作 2 本；撰写四川大学华西医院呼吸与危重症医学科微信公众号科普文章数篇。

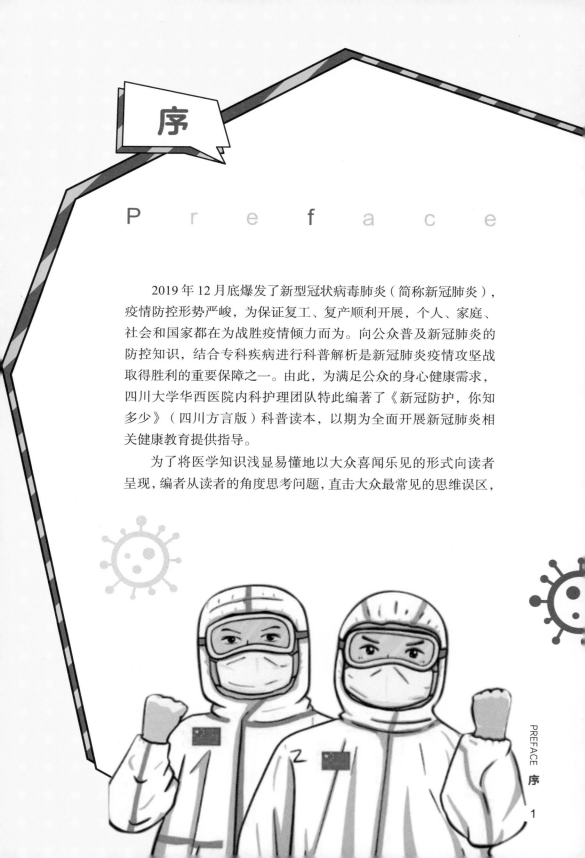

序

P r e f a c e

　　2019年12月底爆发了新型冠状病毒肺炎（简称新冠肺炎），疫情防控形势严峻，为保证复工、复产顺利开展，个人、家庭、社会和国家都在为战胜疫情倾力而为。向公众普及新冠肺炎的防控知识，结合专科疾病进行科普解析是新冠肺炎疫情攻坚战取得胜利的重要保障之一。由此，为满足公众的身心健康需求，四川大学华西医院内科护理团队特此编著了《新冠防护，你知多少》（四川方言版）科普读本，以期为全面开展新冠肺炎相关健康教育提供指导。

　　为了将医学知识浅显易懂地以大众喜闻乐见的形式向读者呈现，编者从读者的角度思考问题，直击大众最常见的思维误区，

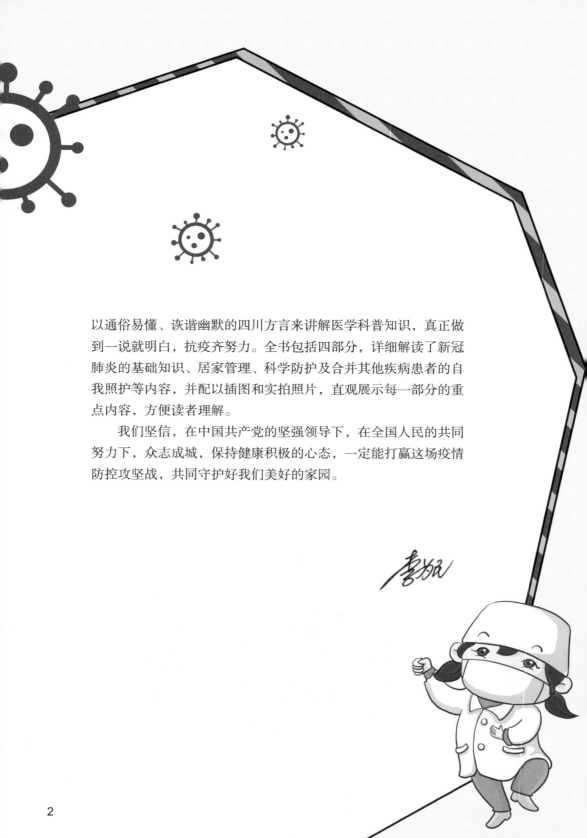

　　以通俗易懂、诙谐幽默的四川方言来讲解医学科普知识，真正做到一说就明白，抗疫齐努力。全书包括四部分，详细解读了新冠肺炎的基础知识、居家管理、科学防护及合并其他疾病患者的自我照护等内容，并配以插图和实拍照片，直观展示每一部分的重点内容，方便读者理解。

　　我们坚信，在中国共产党的坚强领导下，在全国人民的共同努力下，众志成城，保持健康积极的心态，一定能打赢这场疫情防控攻坚战，共同守护好我们美好的家园。

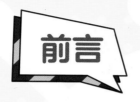

前言

P r e f a c e

　　防控新型冠状病毒肺炎是我们正在经历的一场战役,是一次前所未有的考验。为保证全面复工、复产顺利开展,疫情防控不能松懈。我们应该在党和政府的引领下,通过科学、有序的方法做好疾病防护工作。

　　普及防控知识,提高公众防控意识和能力是打赢这场疫情阻击战的重要保障之一。为满足公众的身心健康需求,四川大学华西医院内科护理团队特此编著了《新冠防护,你知多少》(四川方言版)。这本科普读本为开展新冠肺炎相关健康教育提供了科学、实用的指导。

本书分为四部分，内容包括新冠肺炎基础知识、居家管理、科学防护及合并其他疾病患者的自我照护等，直击大众最常见的思维误区，图文并茂，以通俗易懂、诙谐幽默的四川方言来讲解医学科普知识。希望这本书能为公众及医务人员提供指导和帮助。

　　由于成书仓促，疫情也在不断变化，本书内容难免有遗漏之处，恳请读者和专家批评指正，以期再版时得以完善和提升。

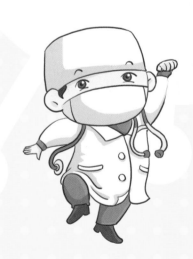

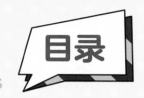

C o n t e n t s

基础篇 001

快来瞅一哈新冠病毒的真面目，免得遭它"耍流氓"！
·· 邓蓉、苟智琼、杨荀 2

不要以为只有咳嗽、发烧才是惹起新冠病毒了，专家跟你说，如果你厕稀屁屁，也有可能遭起了！
·· 李佳昕、王瑞 8

居家篇 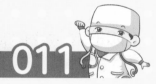011

新冠病毒来袭，出门买个菜都要认真装扮，到底需不需要这么隆重"出场"？
·· 尹晓丹、刘美成 12

跐到屋头躲病毒，别惊艳了体重，邂逅了血栓！
·· 杨荀、罗云婷 16

疫情期间躺得浑身不舒服，该咋个办？
·· 张维林、李思敏、吴小玲 20

病毒再凶猛，运动来抵挡！来，来，来，跟着华西护理专家动起来！
·· 刘明 28

都这个时候了，你咋个连手都还不会洗？

.... 李佳昕、王瑞 32

千万不要再被收"智商税"咯，新冠肺炎期间，华西专家让你学会咋个才能吃好、动好、身体好？

.... 李丹妮 36

吃中药补品＝增强免疫力＝预防新冠肺炎？
专家告诉你，蠢乱来！

.... 周言、赵上萍、刘美成 40

在家如何吃好、喝好，还不得遭血糖、病毒打倒，糖友们快点记下来哈！

.... 李饶、袁丽 43

身体整拽实，提高免疫力，你弄伸抖没有？

.... 叶亚丽、潘璐 47

疫情期间跍到屋头，骨关节炎患者咋个进行居家运动？

.... 何小琴 51

防护篇　　　057

两点一线上下班，复工后的防护攻略你掌握了吗？

.... 陈芳 58

本以为盼来了出院就重获了"新生"，为啥子新冠肺炎患者康复出院后还要继续在家跍14天？

.... 苟智琼、刘美成 63

食醋熏完艾灸熏，老母亲牌消毒法。
华西专家告诉你到底该咋个消毒？

.... 罗婉琦、李欢 67

病毒凶猛，口罩还戴歪。
防控病毒，麻烦你先把口罩戴正确！

.... 曹鑫宇 71

新冠病毒有点凶，咳嗽礼仪助你防控得力！

·················· 曹鑫宇、刘明 78

病毒肆虐的当下，提高免疫力＝百毒不侵，可以高枕无忧？ NO！

·················· 陈妍伶 81

隔离病房到底有没得那么吓人呢？

·················· 曹金秋 85

听说大便里检测出了新冠病毒核酸，现在屙屁屁都危险了！

·················· 曹金秋 89

今天又该门诊复诊了，咋个整哦！好焦人哦！

·················· 刘维 92

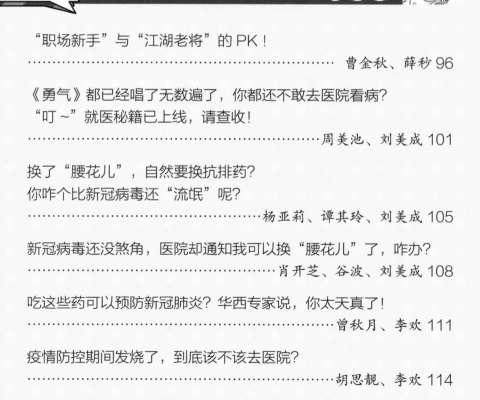

疾病篇 095

"职场新手"与"江湖老将"的PK！

·················· 曹金秋、薛秒 96

《勇气》都已经唱了无数遍了，你都还不敢去医院看病？
"叮~"就医秘籍已上线，请查收！

·················· 周美池、刘美成 101

换了"腰花儿"，自然要换抗排药？
你咋个比新冠病毒还"流氓"呢？

·················· 杨亚莉、谭其玲、刘美成 105

新冠病毒还没煞角，医院却通知我可以换"腰花儿"了，咋办？

·················· 肖开芝、谷波、刘美成 108

吃这些药可以预防新冠肺炎？华西专家说，你太天真了！

·················· 曾秋月、李欢 111

疫情防控期间发烧了，到底该不该去医院？

·················· 胡思靓、李欢 114

疫情期间跍到屋头憨吃哈胀，痛快之时小心吃出痛风！
…………………………………………………………刘美成 118

新冠病毒入侵，慢阻肺病友哪个才能避免"雪上加霜"？
…………………………………………………………刘美成 122

新冠肺炎疫情期间，风湿免疫病患者该咋个服药？
……………………………………………………叶亚丽、潘璐 126

好焦人哦！
好不容易约的胃肠镜，竟遇到半路杀出的新冠肺炎疫情！
……………………………………………………张琼英、谢佳 129

屋外头新冠病毒虎视眈眈，家里头胸口痛得逼我就范，哪个办？
………………………………………………………丁杰、杨荀 133

多喝水可以冲走新冠病毒？心脏不好的人可要长点心！
………………………………………………………张萍、包芸 137

逆"析"之路，哪个做到与新冠病毒"避而不见"？
………………………………………………………雷靖、陈林 142

血液肿瘤患者到底要不要冒险出门去医院？
……………………………………………………………毛凌 147

恐惧的心理会传染，赶紧给内心也戴上"口罩"！
……………………………………………………黄霞、王武诗、刘美成 151

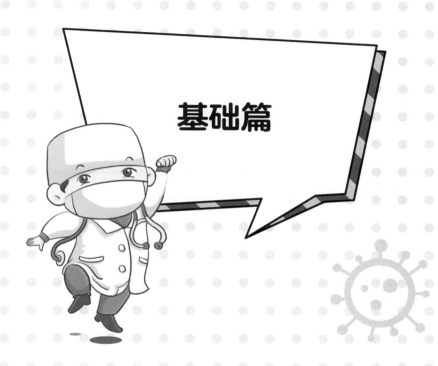

基础篇

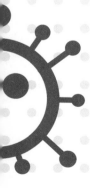

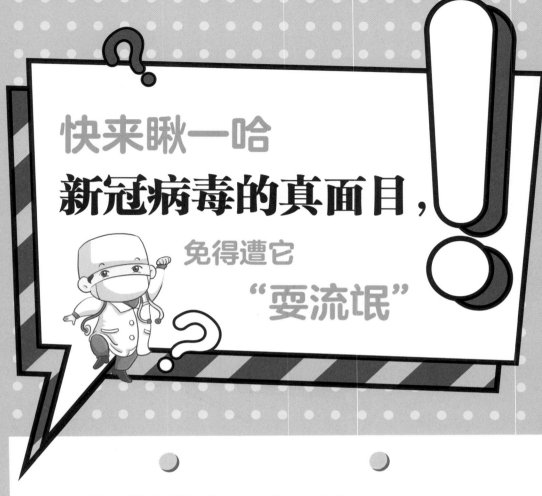

快来瞅一哈新冠病毒的真面目，免得遭它"耍流氓"

自从出现这个新冠病毒后，我们就过上了担惊受怕、惊风火扯（咋咋呼呼）的日子，深害怕一个打晃晃（不留神，这里指一眨眼的意思）的功夫，就被这个新冠病毒给钻了空子，遭它"耍了流氓"！

至于为啥子要说它是在"耍流氓"？那是因为它具备了流氓地痞的所有特征——奸、狡、痞、赖、滑！而且"流氓"劲儿还不是一般的大！

要不然，咋个（怎么）会举全国之力，派出 180 多个医疗队、3 个院士团队去支援被它搞得乌烟瘴气的湖北武汉；要不然，咋个会闭九州之户，让千千万万的人们去（四川方言读 qié）关注它、预防它！

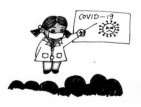

今天，我们"大内密探"家族就准备给大家好生（仔细，认真）科普一哈（即一下的意思）关于新冠病毒的方方面面，大家赶紧搬起小板凳，跟到我们一起瞅（看，四川方言读 quǒ）一下，免得二天（今后）一不小心就遭它给"耍了流氓"。

先了解一下官方是啷个（怎么）介绍新冠病毒的？

2019 年 12 月，湖北武汉陆续出现了多例新型冠状病毒肺炎患者，而且全国多个地区甚至境外也相继发现了此类患者。2020 年 2 月 11 号，世界卫生组织宣布，由新型冠状病毒引发的疾病正式命名为"2019 冠状病毒病"，英文缩写 COVID-19（corona virus disease 2019）。

那是啥子原因会让世界卫生组织如此重视和关注，让我们举全国之力共同防疫呢？真的是因为新冠病毒的"流氓"劲儿哇？

答案是肯定的！

俗话说：流氓不可怕，就怕流氓有文化！

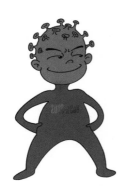

该病作为急性呼吸道传染病已纳入《中华人民共和国传染病防治法》规定的乙类传染病，按甲类传染病管理，采取甲类传染病的预防和控制措施。

在前期对新冠肺炎的诊疗过程中，专家的发现该病传播性强、潜伏期长、隐匿性强、飘忽不定，捉摸不透，而且相当不守规矩！下面就一条一条地跟大家慢慢摆（谈）。

（1）它传播性强。传染源除被明确诊断了的新冠病毒感染患者外，还包括一些被病毒感染却没得症状的感染者。该病毒通过呼吸道飞沫和接触传播等方式到处传播，甚至除了痰液、飞沫，就连流的眼泪花儿、厕的屁屁（大便）里面都查到了新冠病毒，真的是传播途径无处不在！

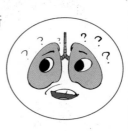

（2）它潜伏期飘忽不定，可以短到 1 天，也可以长达 24 天。也就是说，被新冠病毒感染了的人，最快的当天发病，晚点的可能 24 天后才发病。这就意味着，你就算过了 14 天的隔离期，也并不一定就完全安全了。

（3）它隐匿性强到没朋友，简直捉摸不透。前面在介绍该病毒传播性强的时候，跟大家提到过传染源，包括没得症状的感染者，也就是被感染者暂时没有出现发烧、咳嗽、一身软等任何身体不适症状，而且专门筛查新冠病毒的核酸检测也一次又一次呈阴性，从胸部 CT 片上也看不出毛病，一直到过了潜伏期或者机体抵御能力明显降低的时候它才暴露出来。

（4）关键是它还不守规矩。接受过治疗的患者在医院经过各种方式多次筛查都显示痊愈了，于是办理出院，结果隔段时间患者在居家自我隔离的过程中做核酸检测复检时又呈阳性。也就是说这个病毒根本不按常理出牌，一点儿都不守"江湖规矩"！

这下晓得了新冠病毒的"流氓劲儿"有哪些特点了嘛！那接下来就需要大家把把细细（认认真真）地认识一哈感染新冠病毒后的症状有哪些，这样才能做到早发现、早诊断、早治疗。

感染了新冠病毒，除发烧、咳嗽外，你还应该晓得这些！

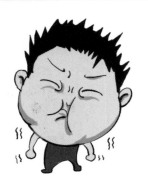

大家耳熟能详的是被新冠病毒感染后的症状肯定是发热、乏力、干咳，但实际上有少数患者可能没得上头（以上）这些症状，而是表现为鼻塞、流鼻子、喉咙管痛、肌肉痛和腹泻等症状，很容易与普通感冒、一般原因引起的胃肠疾病搞混。部分患者起病症状轻微，也不发烧，多在 1 周后恢复。大多数患者多在感染新冠病毒一周后出现呼吸困难，少数患者病情危重，快速进展为急性呼吸窘迫综合征、脓毒症休克、难以纠正的代谢性酸中毒和出现凝血功能障碍，甚至死亡。当然，发烧并不是判断病情轻重的标准，很多重症、危重症患者在病程中可能只表现为中低程度的发烧，甚至有些根本不发烧。因此，我们既不能因为高烧不退过分担心，也不能对任何不适掉以轻心。

是不是好吓人？那万一你遭病毒"看"上了，咋个办呢？

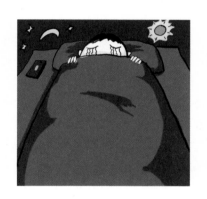

其实你只要足够重视，平时乖乖戴口罩，勤洗手，少聚集，多锻炼，新冠病毒还是没那么容易来找你的。但如果实在运气撇（差），不小心被感染了新冠病毒，也莫慌！从目前收治的病例情况来看，大多数患者预后良好，少数患者病情危重，死亡病例也多见于老年人和有慢性基础疾病者。只要你配合治疗，避免过度焦虑、恐惧，一切都会好起来的。另外，要提醒跟你有过接触的家人、朋友接受筛查及医学观察。那些不听招呼（劝告）的人可能被强制隔离哈。所以，为了你好、我好、大家好，请一定要配合相应的防控工作。

那医学观察和强制隔离又是啥子意思呢？

根据《新型冠状病毒肺炎病例密切接触者管理方案》（第四版）规定，密切接触者应采取集中隔离医学观察，不具备条件的地区可采取居家隔离医学观察，并加强对居家观察对象的管理。医学观察期限为自最后一次与病例、无症状感染者发生无有效防护的接触后 14 天。指定医疗卫生机构人员每天早晚对密切接触者各进行一次体温测量，询问其健康状况并填写密切接触者医学观察记录表。对于拒绝执行隔离观察者，根据《中华人民共和国传染病防治法》第三十九条，拒绝隔离治疗或者隔离期未满擅自脱离隔离治疗的，可以由公安机关协助医疗机构采取强制隔离治疗措施。

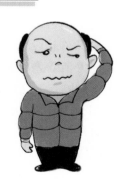

隔离的日子确实不好受，但如果达到以下条件，就可以解除隔离了哈！

（1）体温恢复正常 3 天以上；

（2）呼吸道症状明显好转；

（3）肺部影像学显示急性渗出性病变明显吸收好转；

（4）连续两次呼吸道标本核酸检测为阴性（采样时间至少间隔 24 小时）。

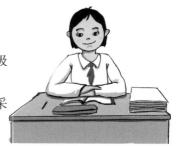

出院回家后还要注意些啥子？

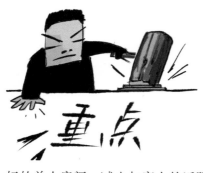

（1）定点医院要做好与患者居住地基层医疗机构间的联系，共享病历资料，及时将出院患者的信息推送至患者辖区或居住地居委会和基层医疗卫生机构。

（2）患者出院后，因恢复期机体免疫功能低下，有感染其他病原体的风险，建议应继续进行 14 天自我健康状况监测。此外，须佩戴口罩，有条件者居住在通风良好的单人房间，减少与家人的近距离密切接触，分餐饮食，做好手卫生，避免外出活动。

（3）建议在出院后第 2 周、第 4 周到医院随访、复诊。强调一点，要做好戴口罩等相关防护才出门哈！

（4）在这段时间应保持心情愉悦，少耍手机，因接收太多杂乱及重复的疫情信息会增加自己的焦虑、恐惧等不良情绪。建议定期关注官方发布的通知、新闻等，或者多看哈我们这本防护新冠病毒的大内秘籍。

另外要注意，饮食全面、有营养，适当运动，避免"葛优瘫"等各种瘫哈。至于咋个吃、咋个动，在本秘籍的后续章节中都有介绍，在此就不再啰

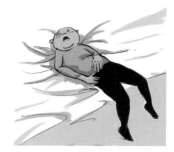

里吧嗦地强调了。

听"大内密探"给我们说了这么多，不晓得大家瞧清楚新冠病毒的真面目了没有？其实无论这个病毒有多"流氓"，只要我们做好科学防护，不打晃晃儿（马虎），不给它钻空子的机会，它想对我们"耍流氓"还是很难的！

（邓蓉　苟智琼　杨荀）

参考文献

[1] 李阳，张连阳. 新冠肺炎疫情期间严重创伤紧急手术及感染防护专家共识解读 [J]. 解放军医学杂志，2020（02）:1-5.

[2] 许小可，文成，张光耀，等. 新冠肺炎爆发前期武汉外流人口的地理去向分布及影响 [J]. 电子科技大学学报，2020（02）：1-6.

[3] 白莉，杨达伟，王洵，等. 物联网辅助新冠肺炎诊治中国专家共识 [J]. 复旦学报（医学版），2020，47（2）：151-160.

[4] 张敏，陈璐，熊婉. 英文医学期刊应对新冠肺炎疫情的策略探析 [J]. 科技与出版，2020-（02）：1-4.

[5] 王凯军，常丽春，杨美娟，等. 从非典到新冠肺炎疫情 我国医疗污水疫情三级防护体系建设与思考 [J]. 给水排水，2020（02）：1-11.

[6] 刘国敬，刘雅文. 马克思主义信仰：战胜新冠肺炎疫情的内生力量 [J]. 南宁师范大学学报（哲学社会科学版），2020（02）：1-8.

[7] 关于新型冠状病毒肺炎患者的医学营养治疗专家建议 [J]. 中华普通外科学文献（电子版），2020，14（01）：1.

[8] 国家卫生健康委员会疾病预防控制局，中国疾病预防控制中心. 新型冠状病毒感染的诊疗方案（试行第七版）[Z]. 2020-03-04.

[9] 国家卫生健康委员会疾病预防控制局，中国疾病预防控制中心. 新型冠状病毒感染的肺炎公众防护指南 [Z]. 2020-01-28.

[10] 国家卫生健康委员会疾病预防控制局，中国疾病预防控制中心. 新型冠状病毒肺炎防控方案（第五版）[Z]. 2020-02-23.

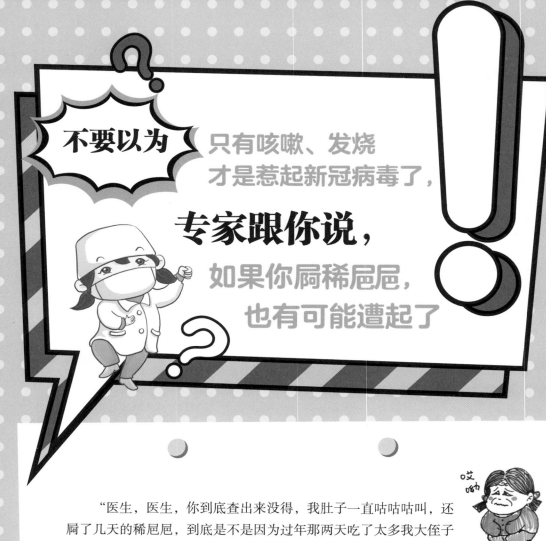

不要以为 只有咳嗽、发烧才是惹起新冠病毒了，

专家跟你说，

如果你屙稀屁屁，也有可能遭起了

"医生，医生，你到底查出来没得，我肚子一直咕咕咕叫，还屙了几天的稀屁屁，到底是不是因为过年那两天吃了太多我大侄子从武汉带回来的盘海儿（螃蟹），遭了哦？"

"嬢嬢，给你从喉咙管儿取的标本化验出来是新冠病毒阳性，大便头（里面）也查到了，加上从你照的胸部CT片子上可以看到肺上面有好多毛玻璃样的影影儿（阴影），现在我们能确定地说，你屙稀屁屁是因为你遭惹起新冠病毒了哈。"

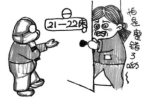

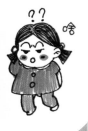

"不可能哦，不是说咳嗽、发烧的人才是新冠患者得嘛，咋个屙个稀屁屁的人也是新冠患者哦。你是不是搞错了哟？！"

没得错，没得错哈！接下来就听"大内密探"好好跟你摆一哈这到底是因为啥子。

2020 年的春节，全国人民都在关注新冠疫情，新闻联播天天播，喊戴口罩，勤洗手，居家隔离，一旦出现发热、干咳、呼吸困难等症状要及时就医。对这些常见症状，可能大家经常听到，都很熟悉，但是我们往往忽视了一些非呼吸系统症状为首发的隐形传染源。

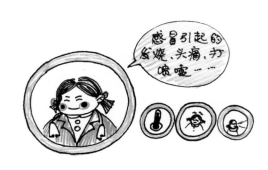

感冒引起的发烧、头痛、打喷嚏······

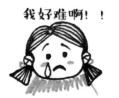

我好难啊！！

新冠病毒传播性强，又很隐匿，很多人染了病，但是因没有发烧、咳嗽的症状就以为自己没得事，实际上目前经过一线医生的诊断和总结，发现有那么一部分患者并没有出现发热、干咳等典型症状，而是跟我们前面那个孃孃一样，出现消化道症状，像恶心、呕吐、屙稀屁屁、食欲下降、一身软炸（浑身无力）等。

那为啥子会出现这些症状呢？

新冠病毒的感染受体是血管紧张素转化酶Ⅱ，这个酶大量存在于各类黏膜中。在我们的嘴巴、鼻子、肠子里头，这种黏膜细胞就多得很。如果这个酶在肠道细胞内表达（我相信你们都懂！），就可能产生消化道症状。但是呢，这些目前都还只是推论，新冠病毒的致病机制到底是咋个回事，目前还没搞出个名堂（研究清楚），我们要耐心地等待。

遭了，医生说屙稀屁屁也有可能是新冠病毒感染症状，我是不是遭传染了哦？

莫慌，大家千万不要一屙稀屁屁就拿出手机找"度娘"（百度），开始自我诊断，自己吓自己哈。

多数的腹泻患者仅为普通的肠道感染，比如饮食不洁造成的肠道细菌性感染，又比如秋季病毒感染所致的腹泻，患者会由于细菌和病毒种类的不同而导致不同的临床表现，病情轻重有较大的差异，轻者可自愈，重者会出现脱水、休克等症状。

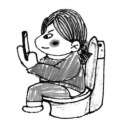

还有一种情况也会引起屙稀屁屁。在新冠病毒横行之下，很多人过度紧张和担心，出现了应激反应，也有可能表现出胃肠道反应，引起屙稀屁屁。所以，一旦出现了身体不适，需要冷静分析，正确应对，必要时及时去医院诊断治疗哈。

那如果真的屙稀屁屁了，到底该咋个办呢？

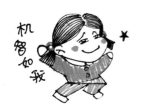

如果在近两个星期以内，每一天屙稀屁屁的次数多于 3 次，而且每一次屁屁都多于 200 克（还是有一小碗儿），就可能是急性腹泻。这期间，若有脱水、一身㞎的症状，就需要及时到医院去化验一哈，看哈到底是啥子原因造成的，医生好对症下药。

当然，在特殊疫情期间，你一定要老老实实地跟医生交代，你到底有没有与疫区来的人或新冠患者的接触史，好让医生做好排查和防护，除了照个片片儿看哈你的肺，取点儿口痰化验一哈核酸，还要在你的稀屁屁里面认真找一找，看看有没得藏得比较深的新冠病毒。这样对你的诊疗是有帮助的！至于它是咋个跑到屁屁里面去的，后文有讲解哈！

除了上头说的这些以外，还可能会有脑壳痛、腰杆儿痛、眼睛痛等表现，所以对待新冠这个"流氓"病毒，我们一定要做好防护。如果实在有点儿背，运气撇，惹起了也不要虚（怕），及时去医院治疗。

（李佳昕 王瑞）

参考文献

[1] 国家卫生健康委员会疾病预防控制局，中国疾病预防控制中心．新型冠状病毒感染的诊疗方案（试行第七版）[Z]．2020-03-04．

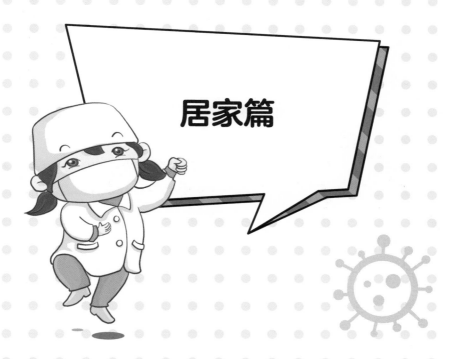

居家篇

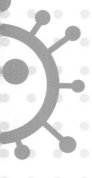

JujiaPian

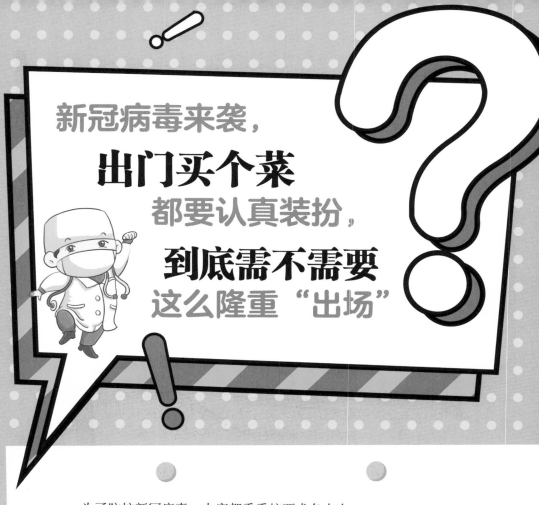

新冠病毒来袭，出门买个菜都要认真装扮，到底需不需要这么隆重"出场"？

为了防护新冠病毒，大家都乖乖按要求各自在家里头跍（待、蹲，四川方言读 gū 或 kǔ）起，不出门，不乱窜，积极响应"家里蹲"。但确实，屋头的米缸空了、菜吃完了、肉也没得了，于是，戴上口罩，多穿件出门衣（即出门才换，回家便脱下），才出门买菜。

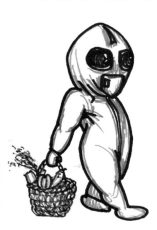

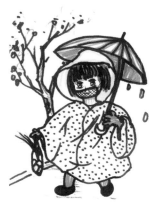

防护意识强是好事，既可以保护自己，也可以保护大家。但是，到底该咋个做好科学防护，我觉得有必要让"大内密探"来给大家讲一讲。

问题1：出门买个菜，到底需不需要整得这么隆重？

我们在搞清楚这个问题之前需要来复习一哈。新冠病毒的传播途径，主要有空气飞沫传播、接触传播、气溶胶传播，还有待考究的粪口传播。而预防新冠病毒最有效的办法就是少出门，戴口罩，勤洗手，不扎堆儿！如今，这个门你已经出了，那最重要的就是看你的"行头"（防护装备）是不是齐全呢！

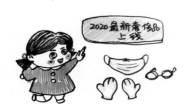

1. 口罩

一个合格的口罩是能够有效阻挡大部分黏在飞沫上的病毒的。作为一匹黑马，口罩成功斩获了 2020 年日常用品"NO.1"，成为出门必备的装备之一！

2. 护目镜

很多人抱着"眼上有镜，心中不慌"的想法，抢购了护目镜。确实，护目镜可以阻挡病毒从你的眼角膜进到体内。如果大家是要去人多的商场买菜，这是一个不错的装备。但是，如果大家是去空旷的山梾梾（角落，四川方言读 kākā）或者你自家的地头摘菜的话，就着实（实在）没得必要了哈。

3. 手套

新冠病毒会通过人与人接触传播，如果大家外出控制不住自己的爪爪（手），到处东摸西摸，那就很有可能会暴露自己。专家说了，要勤洗手。麻烦！干脆戴手套算了。但是，有一个问题，你戴了手套就能确保你不到处东摸西摸了哇？就能确保你戴着脏手套不会抠鼻子、揉眼睛了哇？所以，关键问题不在于你戴不戴手套，而在于你有没得勤洗手这个意识！而且必须要用流动水洗！因此，戴不戴手套都要勤洗手。

4. 防护衣

有很多朋友出门买个菜，一定要整件"防护衣"来穿起，心头才觉得踏实，恨不得把自己的每一寸肌肤都遮完。可结果是，衣服不透气，闷得半死。这些都不说，关键是回来还要小心翼翼地考虑咋个安放这件貌似被污染了的防护衣。所以，你不是在严重的疫情区，真就没得必要裹那么严实。

居家篇

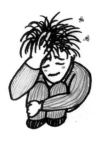

出门买菜时，大家只要把口罩戴巴适（戴好），回来后把衣服、裤儿、鞋子用酒精喷洒一下，然后挂到阳台上吹起，马上用流动水加洗手液彻底洗干净双手就可以了。正确、合理的防护很有必要，但防护过度只会让你陷入焦虑和恐慌之中。

▶ 问题2：把一只大象关进冰箱需要三步，那出门买个菜需要几步？

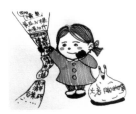

第一步，进入菜市场前先列好购物清单，明确需要购买哪些商品，缩短在菜市场里的时间。全程正确佩戴口罩，遮住口鼻。手不要接触口罩内外侧，更不能拉下口罩吃东西、摆龙门阵。

第二步，去菜市场不要再像以前，选择人多闹热的时候，要尽量避开人流高峰时段，如果发现菜市场人多，可以换个时间再去。另外，最好不要直接用手去挑选菜品，这个时候准备的手套就派上用场咯，实在没得，用纸巾或者塑料袋也可以。每次采购记得多囤点，备足量，避免每天采购，尽量选择有外包装袋的菜品。买完菜不要与别个（别人）紧到（长时间）冲壳子（吹牛）了，赶紧回去。

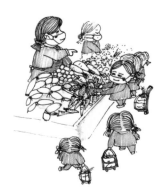

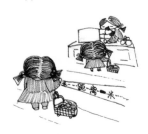

第三步，排队结账的时候，不要一窝蜂地围到一起，要跟他人保持至少一米的距离。最好选择扫码购或者自助收银机结账，这样可以提高结账速度，减少不必要的等待。自备购物袋，尽量减少与公共设施的接触。

第四步，买完菜回家，应尽可能选择开车或者步行，如果要骑共享单车，应擦拭消毒车把手和座墩儿（坐垫）。

第五步，到家后，先要用酒精喷洒消毒衣服、鞋子和购物袋表面，再取下口罩并洗手，然后把菜放进厨房，如有外包装的菜品不要连同外包装一起放进冰箱。

疫情期间，出门买菜五步走，全程防护再入口，病毒跑远不回首。大家一定牢记哦。

记到哈，不要看完后转个背又忘咯！最后给大家分享一段顺口溜。

讲卫生，勤洗手，不让病毒身上留；
戴口罩，遮口鼻，个人防护记心头。
多蔬菜，多水果，增强自身抵抗力；
睡眠足，水喝够，生活方式不简陋。
多通风，空气好，身边病毒便会少；
人多处，要少去，亲朋好友暂不聚。
野味儿，病毒多，非法市场不要凑；
做饭菜，很讲究，生熟食材要分开。
在家中，稳心态，一日三餐不可少；
耐寂寞，网络聊，保健操来做一做。
消毒液，调配比，戴上口罩和手套；
喷一喷，抹一抹，做好消毒护全家。

祝大家健康长寿，百毒不侵。

（尹晓丹　刘美成）

参考文献

[1] 中华人民共和国卫生部.医院隔离技术规范：WS/T311-2009〔S〕.2009.
[2] 国家卫生健康委办公厅.新型冠状病毒感染的肺炎防控中常见医用防护用品适用范围指引（试行）[EB/OL].2020-01-27，2020-02-06.

居家篇

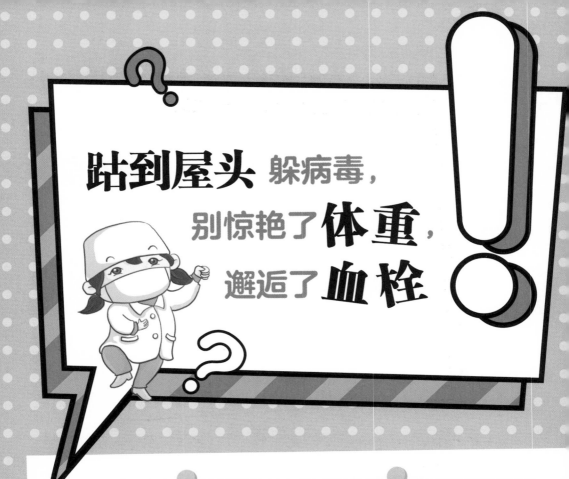

跐到屋头躲病毒，别惊艳了体重，邂逅了血栓

为伊胖得人圆润，衣带渐小终有泪——邂逅血栓。

2020年的春节，突如其来的新冠肺炎打乱了我们的计划，让我们再也莫得理由去抱怨假期太短、离家太久、睡不够。毕竟在这场没有硝烟的战"疫"里，我们跐到屋头，多数人是以沙发、床铺为根据地，实行着嘴上不歇空、手机不离手、熬夜不嫌晚的"作战"计划。终于，在跐到屋头的这段时间里，很多人凭借着圆润的身材成功地"惊艳"了朋友圈。

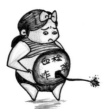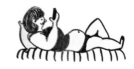

但是你只晓得"惊艳"的体重可能会绷烂你的衣服裤儿，你不晓得的是，让你拥有"惊艳"体重的"家里蹲"的活动方式早已经给你招来了一个沉默的"杀手"！啊？跐到屋头这么吓人啊。

就是这么吓人！今天，我们的"大内密探"就来让大家严肃了解这个沉默的"杀手"——静脉血栓栓塞症（VTE）。

初闻不知词中意，再听已是词中人——认识血栓。

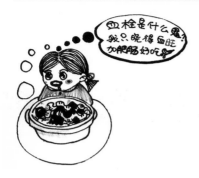

一说起静脉血栓栓塞症（VTE），可能大家觉得不太熟悉。它是指血液在深静脉内异常凝结，堵塞血管引起身体的一系列症状。

你可能会说，不就是身体内发生了一场交通堵塞嘛，红灯时间一过，通了就莫得事了。事实上，你们没有认识到 VTE 的真正威力所在。敲（四川话读 kāo）黑板的时间到了！

血凝块堵塞在深静脉内称为深静脉血栓形成（DVT），常发生于下肢。单纯的下肢静脉血栓问题倒不大，但是当血栓脱落，跟到（随着）你的血液循环玩漂移，堵塞肺部血管的话，会导致出不赢气、胸口痛、咯血、晕厥等症状，严重的可能就会洗白（死亡）。这就是肺血栓栓塞症（PTE），简称肺栓塞。目前，急性肺栓塞已成为最常见的三大致死心血管疾病之一。由于大家对这个疾病的警惕性不高，所以它又被称为沉默的"杀手"。

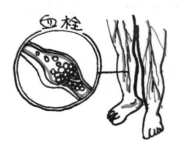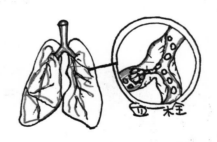

你肯定要问，一不出户，二不串门，三不缺肉地补营养，连新冠病毒都能避而不见，为啥子却偏偏邂逅了血栓这个"杀手"？那我们就得从 VTE 的发生原因摆起咯。

发生 VTE 的主要原因有血流缓慢、血管壁损伤、血液高凝。一方面，有那么一类人群本身就存在 VTE 发生的危险因素。比如说，慢性疾病的老年人、过去得过血栓或家族里有发生血栓的人、肥胖人士（看到没有，说的就是"惊艳"了体重的你）、妊娠或长期服用口服避孕药的人、产褥期妇女、长期卧床者等。另一方面，

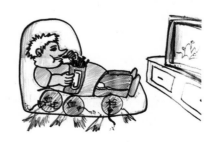

在新冠肺炎疫情期间，大家都响应号召，跍到屋头，但由于长期的久卧、久坐、久不动，机体活动量减少，导致了血流缓慢；加上饮食过于油腻或者不规律，饮水量减少，喜欢抽烟等，引起血液浓缩、高凝，使得血管中更容易形成静脉血栓。

细思极恐，有没有？那到底该咋个应对呢？

纵使"杀手"技能高，仍有计策护周全——预防血栓

我们既然晓得了 VTE 的发生原因，那么自然可以从原因上去避免了，所以不要慌，做好下面几件事就必能远离"杀手"！

1. 改善生活习惯

吸烟会导致血管痉挛或收缩，造成血管内壁损伤，因此戒烟是必须的。注意饮食健康，减少胆固醇的摄入，多吃蔬菜、水果，控制体重，保持良好的心态，不要过度劳累。

2. 水乃生命之源，喝起来，黏不住

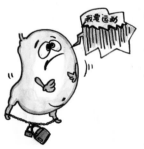

为避免血液黏稠，在没有疾病限制饮水的前提下，应该保证一日饮水量大于 1 500 毫升。偶尔来一杯含维生素 C 丰富的饮料是一个不错的选择，但是应该避免酒精及含有咖啡因饮料的摄入。酒精会加速体液丢失，可致血液黏稠度进一步增加。

3. 生命在于运动，动起来，"栓"不住

避免久站、久坐、久卧是根本。虽然出不了门，但是毕竟可以在卧室、客厅、厨房"一日游"嘛。当然，你如果跍累了，厌倦了居家"一日游"，还可以选择接受我们推荐的这份"超级福利"——华西呼吸操。你只需要拿出手机用微信扫一哈，就可以掌握时下非常流行且实用的呼吸操

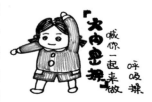

了，包括坐到、躺到、站到的各种体位操，也就是说对于在家里卧床或术后的患者也很适用哟。

4. 着宽松衣物，必要时可以选择穿弹力袜

平时可以穿着宽松的衣物，避免穿紧梆（很紧）的袜子和裤腰，这样有利于下肢静脉血液的回流。但是对于有上述危险因素的人群，可在医生的建议下采用机械预防的措施，如穿加压弹力袜。

5. 学会自我观察，及早发现，及早治疗

毕竟跖到屋头的时间已经到了不看手机不晓得星期几的地步了，体重也涨到了一年之中的最高点，所以到底邂没邂逅血栓，可以自己学会严密观察有无静脉血栓形成的早期征象。比如久站、久坐、久卧后出现下肢不对称性肿胀、局部压痛、皮肤温度升高，出现胸痛或呼吸困难，均要警惕肺栓塞的发生。若出现以上症状，应及时就医，但需要强调的是严禁活动、按摩及热敷患侧肢体，以避免栓子脱落，并选择轮椅等转运工具，严禁步行就医。

这些天街道已渐渐恢复车水马龙，火锅店、坝坝茶好像又开张了。但是，请各位还是要注意提高警惕。

（杨荀　罗云婷）

参考文献

[1] 李为民，刘伦旭. 呼吸系统疾病基础与临床 [M]. 北京：人民卫生出版社，2017:61-65.

[2] 吴小玲，金洪. 畅呼吸临床实用指南 [M]. 成都：四川科学技术出版社，2014:194-201.

[3] 中华医学会呼吸病学分会肺栓塞与肺血管病学组，中国医师协会呼吸医师分会肺栓塞与肺血管病工作委员会，全国肺栓塞与肺血管疾病防治协作组. 肺血栓栓塞症诊治与预防指南 [J]. 中华医学杂志，2018,98(14):1060-1087.

居家篇

疫情期间躺得浑身不舒服，该咋个办？

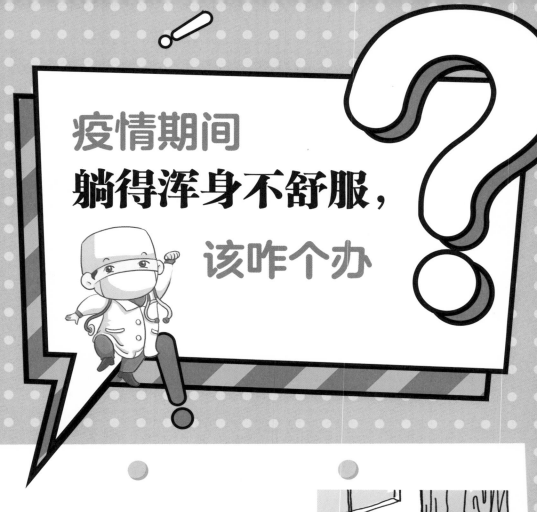

　　为了控制新冠肺炎疫情的传播和蔓延，这个春节"家里蹲"代替了拜年和串门，大家也意外收获了一个史上最长的春节假期。放假前的你是不是表示要每天睡到自然醒，现在这个愿望不仅实现了，还睡得一身非痛（很痛）。现在我们几乎都体验到了像猪一样的"幸福"生活。

　　从床上瘫到沙发瘫，瘫了几天过后发觉自己身上僵起僵起（不活络的意思）的，浑身都不对头。想跳个坝坝舞，但大家都跍到屋头，手都打不伸，严重影响发挥。了解到大家的困难以后，我们的"大内密探"里长得最美的探子为大家准备了两套在屋头就能轻松完成的锻炼操，不需要器械也不需要特别大的空间，是不是很巴适？话不多说，大家赶紧站起来跟到扭起来吧。

首先是颈部锻炼。开始之前我们先做好预备动作，双脚分开和肩一样宽，全身放松。

动作一

摇头晃脑，也就是转颈项（四川方言读 hàng）。先顺起转 5 圈，再反起转 5 圈。转的时候动作尽量慢且幅度要大，害怕脑壳转昏了整绊倒的可以坐到转。

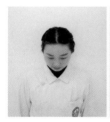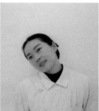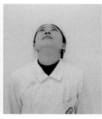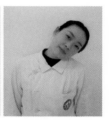

动作二

头手相抗，两个手交叉放到枕部，就是女生扎毛根儿（辫子）的塌塌（位置），脑壳向后用劲，手向前用劲，相互抵抗。

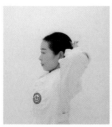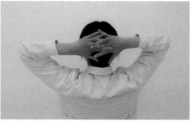

动作三

双肩划圈。两个肩膀从前向后划 5 圈，再从后向前划 5 圈。

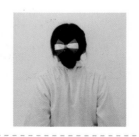

动作四

脑壳水平向后缩，直到缩不动为止，用食指和中指对下巴垂直加压 3 秒，然后向后仰头到最大限度，再左右旋转 4 ~ 5 次，然后回到正常位置。重复 10 ~ 15 次。

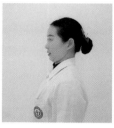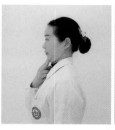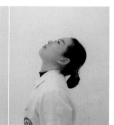

好，动作就这些，虽然很简单，但是效果好不好还要看我后头说的这两点你做到没有。敲黑板！重点来了，在做颈项锻炼的时候，大家一定要注意两个字：慢、松。慢，是指做的时候动作要慢，自己把拍子数起，不要只图完成任务。松，是指全身肌肉放松，因为如果肌肉紧张的话可能会拉伤肌肉。

颈项舒服了，我们再来看一哈腰杆咋个锻炼。如果你现在正在床上瘫起，在床上就可以做。

动作一

躺平，双手向外展开，克膝头儿（膝盖）弯曲，双脚踩在床上，双脚分别向左、向右旋转到最大幅度，上身保持不动，眼睛看向对侧的手。左右反复各做 10 次。

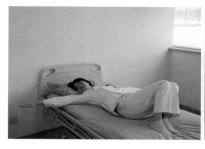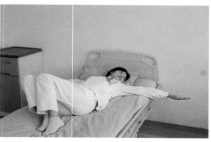

动作二

　　双脚分开跪在床上，双手撑在床上，做向上弓背和下压的动作，下压的时候脑壳向上望。做 15 ～ 20 次。

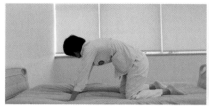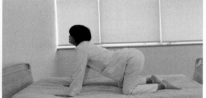

动作三

　　双脚分开跪在床上，双手撑在床上，同时抬起左手和右腿，与身体高度保持一致，维持 10 ～ 20 秒，然后缓慢放下，再抬起右手和左腿。左右交替进行，做 15 ～ 20 次。

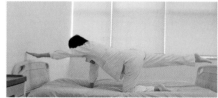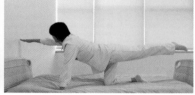

动作四

　　身体平趴于床面，双手伸直将上身抬离床面，维持 3 ～ 5 秒，然后回躺于床面。重复做 15 ～ 20 次。

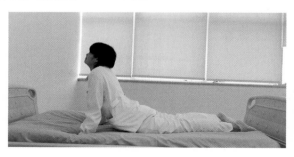

最后再跟大家介绍一下我们华西医院结合中西医理论研发的华西呼吸康复操。做操的时候要注意配合呼吸。大家一起来！伸展→吸气，收回→呼气。深吸慢呼，吸气和呼气的时长比为 1：2。

动作一

头颈运动。准备：双手叉腰，两眼平视，自然呼吸。吸气时仰头，呼气时低头；吸气时抬头，呼气时左转；吸气时回正，呼气时右转；吸气时回正。重复 2 次。最后呼气，双臂自然下垂。

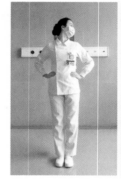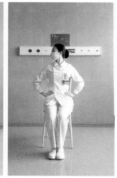

动作二

肩部运动。吸气时双臂平展，呼气时双手搭肩；吸气时双肩外展，呼气时内收。重复 4 次。最后吸气时双手从腋下反穿，呼气时双臂自然下垂。

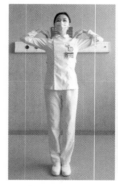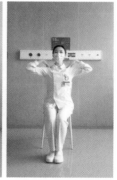

升臂运动。吸气时双臂上举,呼气时翻转下落。重复4次。

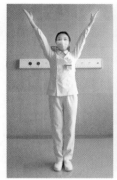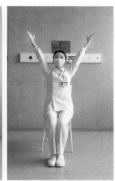

屈肘下蹲。吸气时屈肘下蹲,呼气时伸臂。重复4次。

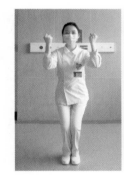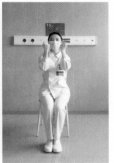

侧体运动。左脚开步,与肩同宽,吸气,呼气时侧弯,吸气时回正。重复4次后做另一侧。

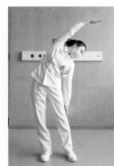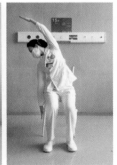

居家篇

动作六

转体运动。呼气时转体搭肩，吸气时回正。重复4次后做另一侧。

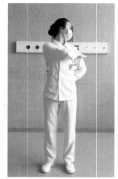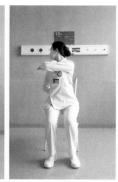

动作七

双手托举。呼气时双臂下垂，吸气时上托。重复4次。最后呼气时手臂自然下垂。

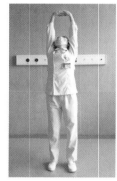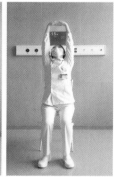

动作八

抬腿运动。吸气时抬腿屈膝，呼气时下落勾脚；吸气时展臂，呼气时抬腿，吸气时放松。重复4次，左右腿交替。

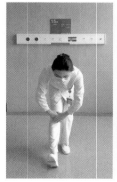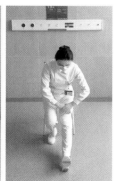

动作九

　　垫脚运动。呼气时垫脚，吸气时扩胸。重复4次。然后呼气时回正，双手抚于丹田，自然呼吸。

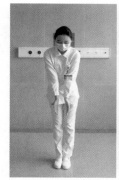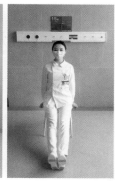

　　做完以后是不是感觉松活（轻松）多了？所以当你各种瘫、刷完抖音、追完剧过后，做一遍这个操绝对极好。老师还说了，如果每天早晚各做一次效果更好哦！不信的话，你告（试）一哈子嘛！

（张维林　李思敏　吴小玲）

参考文献

　　[1] 胡敏，朱京慈．康复护理技术 [M]．北京：人民卫生出版社，2014.

　　[2] 罗宾·麦肯基，克雷格·库贝．麦肯基疗法 7 步告别颈椎腰椎烦恼 [M]．北京：金城出版社，2011.

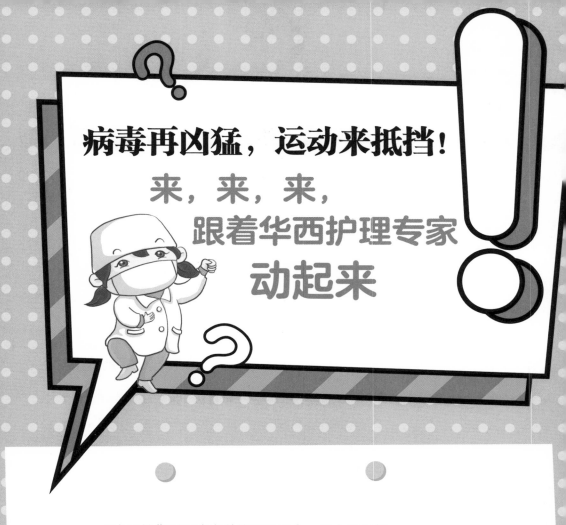

病毒再凶猛，运动来抵挡！

来，来，来，跟着华西护理专家动起来

"这里是华西医院内科护理电视台，观众朋友们大家好！我是前方记者帅小护，现在为你报道的是隔空采访各位父老乡亲疫情期间家里蹲的活动方式。"

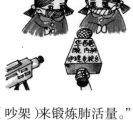

甲："我在屋头就做点无实宝经（无聊）的事，比方说，陪娃娃些过家家，以此来活动周身（全身）。"

乙："我和我们方脑壳在屋头跍久了，莫得事就靠扯筋（吵架）来锻炼肺活量。"

丙："我的活动方式不摆了，就是变到花样躺，比如沙发躺、床上躺、横起躺、竖起躺，反正就是躺。"

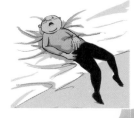

听完这些花里胡哨的回答，帅小护已经急得焦头烂额、满头大汗，再这样子下去你们有可能就会觉得颈项痛、脑壳痛、腰杆痛，心肺功能降低，骨量丢失，肚子胀气打饱嗝，甚至免疫力下降。为了让各位身体搜实（结实），能够抵抗病毒，帅小护出大招，邀请到了华西医院内科护理专家来给我们说哈子跐到屋头该咋个科学运动？

在屋头跐到可以选择哪些运动方式？

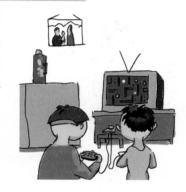

此时，你脑壳头是不是已经闪现了五花八门的运动方式，比方说小时候玩的护牛儿；在餐桌上临时整个杆杆摆起，摇身变成迷你乒乓桌，在上面打对抗赛。不管咋个动，我们还是听专家说嘛。

首先，运动方式分为有氧运动和无氧运动。你可能会问，啥子叫有氧运动，啥子又叫无氧运动？有氧运动通俗地说就是休闲运动，没得那么激烈，不像赛跑、跳远那些整得上气不接下气，累得遭不住。常见的有氧运动项目有步行、快走、慢跑、打太极拳、跳健身舞、做操等。而无氧运动就是高强度、高频率、持续性短的运动，比如百米冲刺跑。常见的无氧运动项目有短跑、举重等。

受疫情影响，"家里蹲"就是很好的防控方法。不过仅仅是在家里蹲到不动，肯定要不得哈，小心骨头"生锈"。是不是听了之后觉得之前的蹲到、坐到、躺到都是罪过？不过没得事，现在动起来也不晚。大家都知道没得规矩不成方圆，所以我们在屋头选择运动方式应该遵循简单、安全的原则，每次运动时间和强度相对固定，要量力而行。建议大家每周至少进行150分钟的中等强度有氧运动，如每周运动5天，每天30分钟。

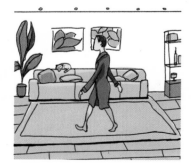

比方说，你可以在室内快走，这个运动模式简单易行。每周运动5天，每次30分钟，即可达到良好效果。不过需要注意的是运动强度不能过大。妈妈说，有了室内快走，再也不担心我的身体了，运动如此简单！

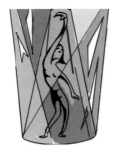

你也可以听点音乐，拉起家人跳哈迪斯科，此时你屋头的客厅就是最炫的舞池。随着音乐舒展身体，跳舞也是居家运动的一个上佳选择。不过需要注意的是，要根据自己的实际情况跳，不要整凶了，另外，还要注意不要影响邻居休息，心中暗自说三遍："文明的社会，文明的我。"

你也可以利用屋头容量1升的矿泉水瓶瓶，装500毫升水，这样自制哑铃就完成了。你可以坐到或者站到，双脚与肩同宽，身体保持直立，双手将自制的哑铃平举至与肩同高，向前环绕30秒，再向后环绕30秒。来，来，来，跟着我的口令动起来，1，2，1……

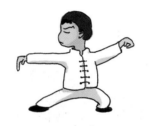

你也可以打太极拳，不仅修身养性，还可以锻炼身体，是不是聪明如我啊？

居家运动的注意事项：

1. 着装准备

在运动锻炼前，穿宽松的衣服裤儿和合脚的运动鞋，不要紧绷绷的。

2. 环境准备

将室温调节至 20 ~ 24℃，保持光线明亮，不要整得黢黑的。注意清除障碍物，免得被绊到。同时准备好温水、毛巾，为运动做好保障。

3. 热身准备

在正式运动前应先做低强度热身运动 5 ~ 10 分钟，不要一来就开始高强度运动，小心拉伤。

4. 运动中

运动过程中要注意自己的心率变化及身体的自我感觉，如果出现乏力、心慌等不适症状，应立即停止运动，原地休息。此外，运动时还需要补充水分。

5. 运动后

在运动结束前，应老老实实地进行 5 ~ 10 分钟恢复整理活动，逐渐让心率降至运动前的水平，不要突然停止运动。

身体是革命的本钱，只有拥有了健康，我们才能去打麻将、吃火锅、逛街、唱卡拉 OK。病毒再凶猛，运动来抵挡。"动次打次，动次打次……"我们一起嗨起来！

（刘明）

参考文献

中国老年保健医学研究会老龄健康服务与标准化分会 . 居家老年人运动功能评估与干预专家共识 [J]. 中国老年保健医学杂志 .2018, 16(3):52-56.

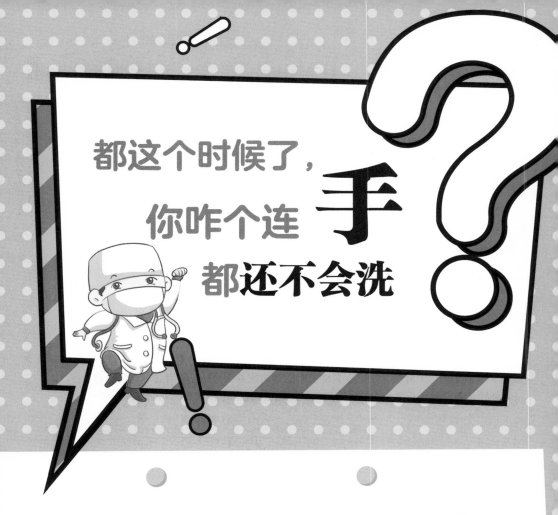

都这个时候了，你咋个连**手**都**还不会洗**？

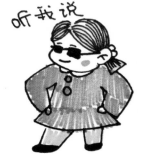

罗嬢嬢："好吓人喔，好多人都招惹了新冠病毒，啷个办嘛？我心头虚（怕）得很！"

张大嫂："虚啥子嘛虚，电视天天都在说，戴口罩、少出门、勤洗手，预防新冠病毒特有效！"

罗嬢嬢："我晓得，晓得！酱油都是喊老头子戴好口罩去买的。我乖得很，一不出门，二不串户的。只是我又没出门，手就确实洗得少了。"

张大嫂："你看嘛，自己又害怕病毒，都这个时候了，你连个手都还不认真洗！洗手重要得很，洗没洗对就更重要了！来，我带你去瞅一哈新冠防护的大内秘籍，四川方言版的，学习一哈洗手的重要性和咋个洗手的方法，你肯定喜欢看。"

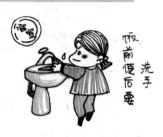

洗手是日常生活中非常简单和常见的一个动作，连我们上幼儿园的小朋友都晓得饭前便后要洗手，我们每个人对这句话都是熟得不能再熟了。

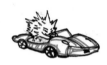

但是，现在新冠病毒到处搞破坏，到处坐"顺风车"，抓住一切能扩散势力的机会，我们要坚决杜绝和避免让它的罪恶想法得逞，最直接的就是做好手部卫生了，所以我们除了饭前便后要洗手以外，可能还要多洗几道哦。

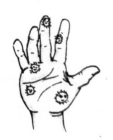

就算你一天到黑都跶在屋头，但屋头总有人外出，万一就有新冠病毒搭"顺风车"跟到一路回来，巴在你家哪个楸楸角角，再加上这两只"不安分"的手，总在你打晃晃的时候东摸一哈西摸一哈，哦豁，一不小心细菌和病毒就趁机粘到上面，在你搓眼睛、摸嘴巴、抠鼻子的时候通过黏膜跑到你身体头去了。所以啰，不管你是跶到屋头，还是跑出去打了酱油、买了菜，都要勤洗手。

专家说，你天天都想洗白的手，可能真的是白洗了。

洗手看似简单，但却是大有讲究的！

首先，用啥子洗手？

我们最好是选择流动水和清洁剂的组合来洗手。清洁剂呢，我们首选的当然是洗手液了，避免交叉感染嘛。我们也可以用肥皂或者香皂洗手，但是要注意，使用以后应保持肥皂或者香皂的干燥，不然就容易滋生细菌哦。如果"不安分"的手没有被明显的污物污染，或者没有条件用流动水洗的时候，我们还可以选择用那种不用水的免洗洗手液和湿纸巾对双手进行清洁。

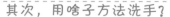

其次，用啥子方法洗手？

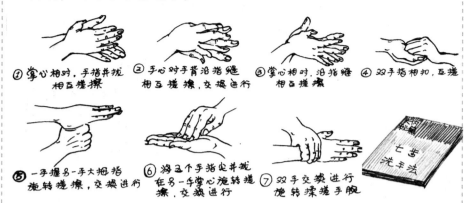

①掌心相对，手指并拢相互揉擦

②手心对手背沿指缝相互揉擦，交换进行

③掌心相对，沿指缝相互揉擦

④双手指相扣，互搓

⑤一手握另一手大拇指施转揉擦，交换进行

⑥将五个手指尖并拢在另一手掌心施转揉擦，交换进行

⑦双手交换进行施转揉搓手腕

七步洗手法

　　你不要以为搓一哈、挼（揉，四川方言读 ruá）一哈就可以了哈。时下最流行和最被大家认可的有效洗手法就是七步洗手法，只要掌握了内、外、夹、弓、大、立、腕这七个步骤，搓手的时候用点劲，时间超过 15 秒钟，再重点关注一下指拇儿尖尖，那你的手绝对会洗得干干净净的。

　　最后，洗完手后湿哒哒的，咋整啰？

　　建议用纸巾揩干，实在没得纸巾可以用毛巾，但是要注意及时消毒毛巾或更换毛巾，有条件的可以选用烘干机。我们要节约每一张纸哈。

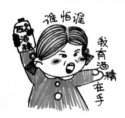

　　"哦哟，那么麻烦嗦，算了！专家说了的，新冠病毒最怕酒精了，我拿酒精喷一哈，方便得很。"

专家说，新冠病毒怕酒精，但是可能你的手更怕酒精！

　　用酒精去对付新冠病毒，想法是对的，但要注意的是，灭杀新冠病毒有效的是浓度 75% 的医用酒精，它和含有酒精的免洗洗手液不一样。含酒精的洗手液有一定的护肤成分，消毒的同时还能护肤。

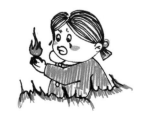

另外,酒精属于易燃物,如果使用不当,等燃起来了,你的手可能就要变成"烤猪蹄"了!

罗嬢嬢:"简直没有想到洗手还有这么多学问。这下我涨知识了,不得再虚新冠病毒了哟!"

(李佳昕　王瑞)

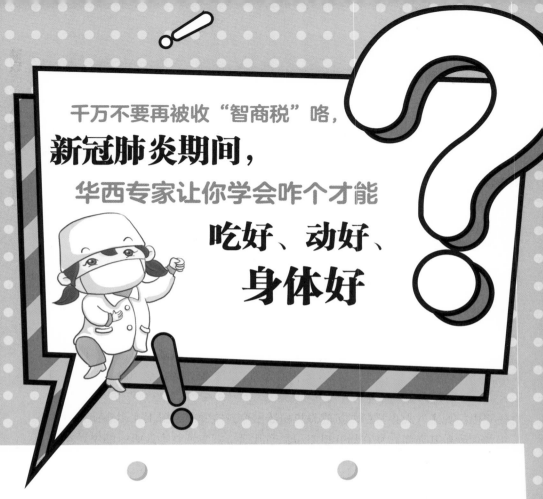

千万不要再被收"智商税"咯，

新冠肺炎期间，

华西专家让你学会咋个才能

吃好、动好、身体好

新冠肺炎期间，每个朋友最关注的话题就是吃啥子能防治新冠病毒？网上也流传着各式各样的秘方，大家都抱着"宁可错杀一千，也不放过一个"的心态，啥子花样都要先试一试。

传说：

"唉，今天你听说没得，多吃大蒜和醋可以预防新冠肺炎？"

"真的啊，太好了，今天回家就整（吃）几颗大蒜，喝一杯醋。"

真相：

大蒜和醋是没得杀灭新冠病毒功效的，如果吃大蒜和醋有效，那么相关研究成果一定会通过正规渠道发布，而不是在微信朋友圈里头流传。如果这样子说你还是不信，非要多吃大蒜的话，可能就只有一个下场，就是晚上被你老姐儿（老婆）撵到沙发上去睡。

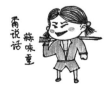

真相：

无论是咖喱还是其他调料，想通过任何特定食物来预防新冠肺炎，简直就是异想天开。

看到这么多不靠谱的食疗方法，"大内密探"再也坐不住了，为了不再让大家交"智商税"，今天就要让你晓得新冠肺炎疫情期间，咋个才能吃好、动好、身体好。

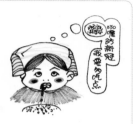

合理膳食 增强免疫力。

不要再相信网上流传的所谓秘方咯，只有科学合理的营养膳食才能有效改善营养状况，增强免疫力，降低发病风险。中国营养学会根据《中国居民膳食指南》（2016 版），针对新型冠状病毒感染的肺炎防控和救治特点，研究并提出了营养膳食指导。

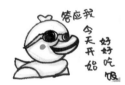

（1）食物多样，谷类为主。每天应有谷薯类食物摄入，注意选择全谷类、杂豆类和薯类等。

（2）多吃蔬果。每天保证新鲜蔬菜和水果的摄入，最好每天摄入超过 5 种蔬果，多选颜色深的，不以果汁代替鲜果。

（3）摄入优质蛋白质类食物，如鱼、虾、蛋、瘦肉、各种形式的奶及奶制品，经常吃豆制品，少吃肥肉、烟熏肉和腌腊制品，杜绝食用野生动物。

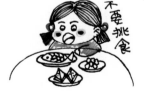

（4）控糖，限酒，清淡饮食。少盐、少油，少吃油炸食品，适量吃坚果。

（5）足量饮水。成年人每天饮水量建议为 1 500 ~ 1 700 毫升，提倡饮用白开水和淡茶水。

居家篇

适当运动　增强抵抗力。

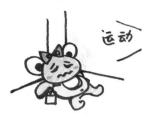

疫情当前，不仅仅要吃好，还要适当地运动。据报道，在武汉方舱医院的坝坝舞就不断地升级，医护人员都被挤进了"舞台"。是的，请不要怀疑，有一句老话说，生命在于运动！适当科学地运动，不仅能提高体能，还能增加抵抗力，从而有效预防病毒。看到这儿，你是不是想到之前在屋头跐起、躺起的日子都有罪，今天就给大家谈谈宅在家，应该咋个运动。

在屋头，不是喊你要像耍杂技一样，把脚杆搬到脑壳上放起，也不是喊你把自己整得来汗流浃背。运动要遵循简单、安全的原则，量力而行。

1. 做家务

我就晓得，你没想到这是首推的运动。在做家务的时候，不断地弯腰、甩臂，这些动作其实就是在运动，会带动身体内的脂肪快速进行新陈代谢，有利于脂肪的燃烧。每天坚持做家务，不仅能锻炼身体，还能促进家庭和谐。

2. 踮脚

踮脚也是一个不受场地、时间和器械限制，可以随时做的运动。比如刷牙、发呆、等水开时都可以踮脚。先双脚并拢，用力踮

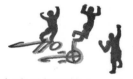

起脚趾拇儿尖尖，然后放松，每天连续做数十次，每次最好坚持 5 ~ 10 分钟。

3. 开合跳

打开音乐，跟着律动进行开合跳。开始时，双手放于身体两侧，跳起来时，双脚是向外张开，双手举过头顶轻轻拍一哈，然后要同时收回脚和手。注意脚要并拢，手自然回落。

4. 深蹲

一边站在窗户边眺望远方，一边试着来一组（5次）深蹲。站立时，双脚与肩同宽，手放在头后或笔直放到身体前方。下蹲时，尽量让大腿与地板平行，保持胸部挺直，坚持下来蜜桃臀就离你不远啦。

5. 室内快走

这个运动模式简单又方便，线路就是厕所→厨房→卧室。不是喊你像逛街那样慢吞吞地走，快走的强度为每分钟 120 步，每天要走 30 ~ 40 分钟。

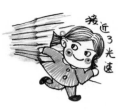

对了，最后再给大家啰唆一句，面对疫情，保证科学合理的营养膳食，积极选择适宜的锻炼方式，这样才能增强体质，提高免疫力，战胜病毒。

（李丹妮）

参考文献

[1] 国家卫生健康委员会疾病预防控制局，中国疾病预防控制中心 . 新型冠状病毒感染的诊疗方案（试行第七版）[S]. 2020.

[2] 中国营养学会 . 中国居民膳食指南（2016）[M]. 北京：人民卫生出版社，2016:18.

[3] 廖远朋，胡毓诗 . 疫情防控居家健身指南 [M]. 北京：北京体育大学出版社，北京体育大学音像电子出版社，2020.

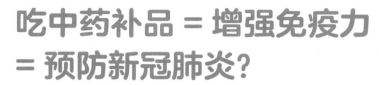

吃中药补品 = 增强免疫力 = 预防新冠肺炎?

专家告诉你，

要乱来

> 常服灵芝长生不老，润肺乌发多食核桃。
> 头痛川芎腰痛杜仲，生津安神乌梅最好。
> 蜂蜜益寿美容润燥，白菊清肝明目是宝。
> 药膳食补强身健体，真乃天赐良药。

"天下没有药膳食补解决不了的毛病"，很多人听到这句话捞（拿，四川方言读 nǎo）起半截就开跑。一个二个地开始研究起《本草纲目》，天天在屋头煮上等天麻鸽子汤、当归黄芪八年母鸡汤、川贝炖十年老鸭子……只要看到书上介绍有增强免疫力的中药补品，那必须要买回来，换着花样地做药膳。每天还在电梯口就闻得到他屋头冒出的一股子中药味。

那么今天，我们就一起来瞅一哈，多吃中药补品到底能不能增强免疫力？

古话说，是药都有三分毒。

不管是神农尝百草的传说、2000多年前我国最早的医学著作《黄帝内经》，还是近现代对中医药的深入研究和临床试验，都是为了证明中药是药，是能治病的药。但是《景岳全书》说："凡可避邪安正者，均可称之为毒药。"意思就是"是药三分毒"。所以，选择用中药来大补，稍有不慎就会损害身体。今天，"大内密探"就拿中药里赫赫有名的两大药材——人参和何首乌来给你举例说明。

传说一——我身体虚得很，为了预防新冠肺炎，能用人参补一哈吗？

关于人参，中医书籍中有以下记载。

《本草纲目》："治男女一去虚证，发热、自汗、眩晕、吐血、嗽血、下血、血淋、血崩、胎前产后诸病。"

《中药大辞典》："大补元气，固脱生津，安神，一去气血津液不足之症。"

《中华人民共和国药典临床须知·中药饮片卷》（2015年版）："人参具有增强免疫功能、抗疲劳、延缓衰老、增强记忆力、抗肿瘤等作用。"

这样说来，人参确实是个宝贝哈，怪不得电视头演的，古时候一颗千年老参能买下半座城池。

但研究也证明，人参能影响血液循环。"人参杀人无罪，大黄救人无功！"这句话间接说明人参如果用错地方，或是不适合的人吃了，可能会让病情更加恶化。自行服用人参滋补导致问题百出，包括眼压过高、血压上升、严重皮肤病，长期服用甚至可能增加脑卒中（中风）的风险。

所以，如果你要用人参来补身体或预防新冠肺炎，那么真的要慎重！

传说二——听说吃何首乌能增强免疫力，一日三餐拿来炖汤有没得问题？

那我们先来看一下书上是咋个介绍何首乌的。

《本草纲目》记载其"养血益肝，固精益肾，健筋骨，乌髭发，为滋补良药"。

《中国药典》记载，何首乌用于"瘰疬疮痈，风疹瘙痒，肠燥便秘，高血脂"，甚至有一定的抗菌作用。

《中华人民共和国药典临床须知·中药饮片卷》（2015年版）记载："何首乌具有促进造血、增强记忆力、增强免疫、抗肿瘤等作用。"

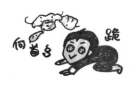

嗯！不错不错，是个好东西！

但是，你晓不晓得何首乌含有一种叫蒽醌类的化合物，如果使用量不当就会导致肝肾中毒，出现一身疤、吃不进东西、肚子胀、恶心、呕吐、发烧、长皮疹、皮肤瘙痒、腹水、上消化道出血等症状。就算你用量准确，但是和错误的食材一起煮的话，也有可能会引起头晕眼花等症状。

所以，提醒大家，不经医生诊断，自行盲目采用中药大补要不得！

中药、西药都该对症下药，适量服用。

现在越来越多的人开始注重养生，都希望自己可以保持健康的状态，而许多人对补药有一种不自主的偏爱，认为补药就是补品，能治病益身，多食多补。俗话说"是药三分毒"，由于药物性味功能各不相同，在治疗疾病上都有严格的规定，不对症或过量服用补药反而会引起毒副反应。

所以，专家再次强调：新冠病毒固然可怕，但乱用中药做补品更可怕！

至于咋个才能预防新冠病毒的感染，那就请继续阅读我们这本大内秘籍，在里面找答案哈！

（周言　赵上萍　刘美成）

参考文献

[1] 国家药典委员编会. 中华人民共和国药典临床用药须知，2015版，中药饮片卷 [M]. 北京：中国医药科技出版社，2017.

[2] 南京中医药大学. 中药大辞典 [M]. 上海：上海科学技术出版社，2014.

[3] 娄鑫，田硕，白明，等. 一种新的有毒中药毒性分级方法——四级毒性分类 [J]. 中医学报，2020,35(2):370-373

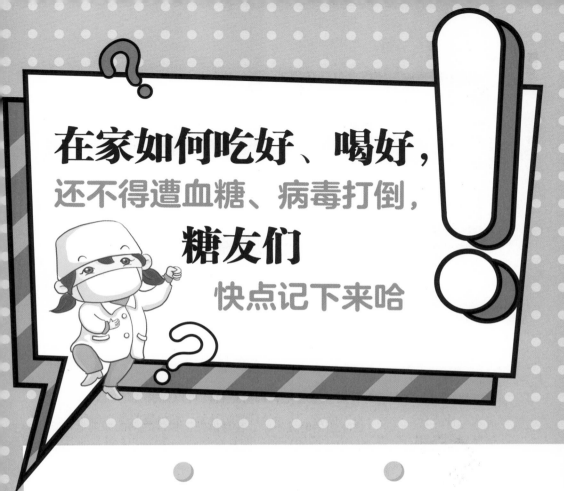

在家如何吃好、喝好，

还不得遭血糖、病毒打倒，

糖友们

快点记下来哈

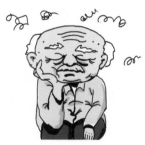

　　张大妈巴（趴）到窗台边边，瞅到楼下的超市，扭到老伴说："老头儿，平时那么多巴适的吃的，我都只能干瞪眼儿，就是因为要控制血糖。现在每天窝在屋头，一天到黑除了看电视就是听新闻，再不吃好点，对不起自己。要不你下去给我买点薯片、瓜子，还有鸡肉啊、牛肉啊，多买些，特殊时期就吃多点儿，可以增强抵抗力。"老伴儿听了，悄悄眯眯地说："耶，这是要放飞自我了嘛。去的话，这些对她身体不好，不去的话，她多半要跟我扯筋角逆（角逆，读作gó nié。扯筋角逆即吵架、打架）哦？"

　　在和血糖、新冠病毒斗争的这段时间，天天都窝在家里头，于是吃就成了一个大问题。又要营养跟得上，还不能胡吃海喝，那该咋个办呢？糖友（对糖尿病患者的称呼）们，请收下我给你们准备的这份非常时期的《饮食告知书》，让你们避免在饮食上"翻车"，掉进饮食的坑。准备好小本本记笔记哈。

没有规律地吃东西要不得。

问题1：

楼上的张大妈想吃好点犒劳自己，增强体质。而有些糖友又是另外一个极端，觉得每天窝在屋头没上班，门都没出过，吃啥子嘛，少吃一顿没得啥子关系。

答：

糖友们选零食的时候千万不要啄梦脚（注意力不集中）哈，薯片大多是油炸的，瓜子油脂含量高，这些高热量的食物都容易造成血糖升高。而肉类虽然富含营养，不可不吃，但脂肪含量也高，每餐都应限量。原则上多吃瘦肉、少吃内脏，吃四条腿的（畜）不如吃两条腿的（禽），吃两条腿的（禽）不如吃没腿的（鱼），最好不吃腌制、熏制、烧烤后的肉类。控血糖，强体质，样样都不误！糖尿病、肾病患者务必由专业医生制定饮食方案。

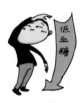

该吃饭的时候不吃，容易诱发下顿饭之前的餐前低血糖，产生强烈饥饿感，一个二个的又开始穷痨饿瞎地憨吃哈胀，血糖波动过大，增加胰岛的负担，出现低血糖或高血糖，有的甚至会威胁生命，所以说规律进餐不可少，七八分饱刚刚好。

水果≠果汁哈！

问题2：

搁在桳桳头吃灰好久的榨汁机终于有空拿出来派上用场了，水果变成果汁，我只喝一杯，应该没事嘛！

答：

对一个血糖正常的人来说，虽然一次吃3个苹果不太现实，但一次喝完3个苹果榨的汁却是分分钟的事。新鲜水果榨汁后，纤维素和维生素会大量丢失，而果汁中的糖分却不会流失，饮入后反倒使大量糖分

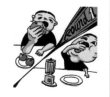

堆积在人体内，造成热量过剩，这可是长胖的节奏啊！所以糖友们就暂时不要喝果汁了，因为你一口气喝下去，多半就喝过量了，血糖就会噌噌往上飙。

注意了，又要划重点了哈。虽然吃水果比喝果汁更健康，那是不是水果就可以随便吃了呢？绝对不得行哈。在血糖控制不达标的时候，可以加餐黄瓜或西红柿。

如果在血糖控制好的情况下，奖励自己在两顿正餐之间或睡前加餐小份水果还是可以的。建议选用含糖量低的水果，如苹果、梨子、草莓等。每天水果摄入总量不超过 200 克（大致为自己拳头大小），且当天相应减少半两（25 克）主食。

秒变"烘焙大神"，劝你还是收手哦！

问题3：

疫情非常时期，大家宅在家里头自学成才，出了很多"厨神"和"烘焙大神"。几年都没敢吃的蛋糕自己在家做出来了，味道太巴适了，我就只吃几天，没得啥子问题嘛？

答：

蛋糕、面包、曲奇饼干这一类甜点里含有大量油脂（黄油或植物油）、糖（白砂糖、糖粉、黄糖）、淡奶油、奶酪等高热量食材。制作时嘞，嘞，嘞倒了那么多糖，应该把你自己都吓到了吧？但做出来咋个没得甜味呢？是不是糖糖放少了？这真是让人捏了把冷汗，不是你的味觉出了问题，而是这些"美味"就是需要那么多的热量才能释放出来。

二两（100 克）米饭的热量是 120 千卡（1 千卡等于 4.18 千焦）左右，而一口甜甜圈就是 40 千卡的热量，这么一想是不是很不划算？吃块点心得牺牲多少正餐，不加控制，热量爆表，血糖飙升，得不偿失。要不我们还是做些朴实无华的杂粮馒头，当作早餐也是不错的选择嘛！

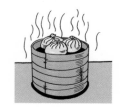

新冠期间糖尿病健康饮食小贴士

食物多样，增加蛋白；

蒸煮拌炖，少油少盐；

粗细搭配，荤素皆有；

牛奶必备，多食蔬菜；

先菜后饭，定时定量；

均衡营养，保证能量；

百毒不侵，护佑健康。

附赠就医小贴士

如果感到身体不适，新冠肺炎疫情时期也要及时就医。
去医院复查，准备好就诊清单，提高就诊效率。

就诊清单

一定告知医生有无发热、咳嗽、疫区接触史。

目前的身高、体重、血压。

近一周血糖监测记录。

用药情况：口服降糖药、胰岛素、其他降脂降压药等。

饮食习惯：早、中、晚三餐进餐情况。

运动情况：横躺、竖躺还是窝在屋头转圈圈。

（李饶　袁丽）

参考文献

中国 2 型糖尿病防治指南（2017 年版）[J]. 中国实用内科杂志，2018，38(04):292-344.

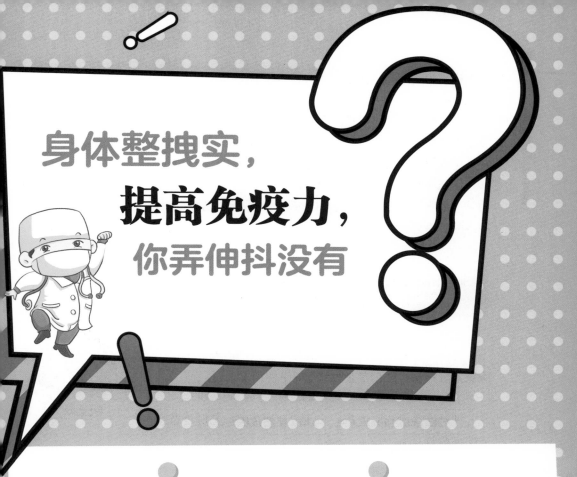

身体整拽实，
提高免疫力，
你弄伸抖没有

在新冠肺炎疫情期间，提高免疫力相信是大家听得最多的话题。啥子是免疫力？免疫力是越高越好哇？逮到保健品狂吞，就能提高免疫力吗？今天就来和大家摆一哈。

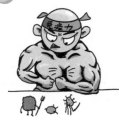

啥子是免疫系统？说白了它就是由一系列复杂的细胞，如淋巴细胞、巨噬细胞、肥大细胞等构成的复杂体系。现代医学至今还没有完全弄伸抖（清楚）其机制。

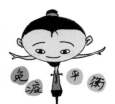

身体没得毛病的人免疫系统处于平衡状态，一旦这种平衡被打破，我们的身体就会出现各种问题。

这样子解释，估计你还是没整醒豁。打个比方，免疫系统就像身体的保安，细菌病毒就像坏人。免疫力低下——保安太少，让太多坏人进入；免疫力亢进——保安太警惕，好人、坏人都逮起来了；免疫力紊乱——

保安内部出现问题，只逮好人，坏人不管。听完这个比方是不是觉得一哈子就清楚了。

有可能你会问，哪些人免疫力会出问题？接到听我们摆。免疫力低下，常见于大手术后、癌症放化疗后、HIV感染及其他长期慢性病患者等；免疫力亢进，常见于过敏、哮喘患者等；免疫力紊乱，常见于风湿性疾病患者等。

你到底是哪种情况，各人搞醒豁没有？所以不要盲目使用提高免疫力的药物，或者听这个嬢嬢那个伯伯说哪种保健品可以提高免疫力，你就去吃，使用不当的后果自己掂量。

免疫力低的人怎样提高免疫力？

1. 西药

目前确定有效的药物——人血中提取的丙种球蛋白、胸腺素等药物必须在专业医师指导下使用。

2. 疫苗

针对性注射相应疫苗——儿童计划免疫、乙肝疫苗、流感疫苗等。

一颗见效

3. 中药

必须遵从正规执业中医师的医嘱，不是随便去田坎、山坡上扯两把草草药回来熬起。重要的事说三遍：遵医嘱，遵医嘱，遵医嘱！！！

免疫功能紊乱如何提高免疫力？

风湿免疫性疾病很多是由于免疫功能紊乱引起的，治疗的药物一般都是免疫抑制剂，就是为了让不听话的免疫功能回归正常，所以不要盲目使用提高免疫力的药物。特殊情况下，医生会选择药物治疗。

嬢嬢们说的保健品能提高免疫力？

下面来摆一哈嬢嬢些口中的保健品。随着经济发展，老百姓的钱包也鼓起来了，追求更高的生活质量。有了这些需求，市面上的保健品也是五花八门。比方说燕窝、鱼翅、蛋白粉、酵素……这些所谓高档的保健品，其实可以被我们生活中的许多相因货（便宜货）替代。比方吃燕窝、鱼翅跟吃猪皮效果一样，其主要成分是胶原蛋白。

1. 蛋白粉

一个正常吃饭、消化功能没得问题的人，从蛋、奶、鱼、肉、豆中就可以获得足够的蛋白质，完全不需要额外补充蛋白粉，吃多了蛋白粉反而增加"腰花儿"（肾脏）的代谢负担。不过，对于不接触动物性食品的纯素食者来说，倒是可以通过服用蛋白粉来改善优质蛋白质摄入不足的问题。

2. 人参

传统中医理论认为，人参有回阳救命之功，但却也鲜少将其用于日常保养。再说，如果三餐不规律、饮食不健康、昼夜颠倒，恐怕吃再多的人参也抵不到好大的事。

3. 黑枸杞

黑枸杞中花青素含量的确很高，能起到抗氧化、清除自由基等作用，但花青素并非黑枸杞独有，常见的红色、紫色蔬果，如紫甘蓝、紫薯、红苋菜、红心火龙果等，其中都富含花青素，它们的价格可比黑枸杞实惠多了。况且，高档补品中还有不少属于物以稀为贵，如鱼胶、松花粉、虫草、燕窝等，其营养价值并不比蛋类、肉类和奶类高多少，却被商家冠以稀少、珍贵之名，用各种营销手段包装后炒至天价。

在这儿要特别提醒一下，对于肾功能不全的患者，蛋白粉是禁用的，因为食用后会使患者的蛋白尿增加，导致肾功能恶化。

那我们在新冠病毒流行期间该咋个补充营养呢？

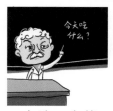

1. 注意荤素搭配

大鱼大肉要适量控制，不要只吃荤，多吃新鲜的蔬菜，尤其是深色的蔬菜。《中国居民膳食指南》推荐每个成年人每天摄入300～500克蔬菜，还强调深色蔬菜占一半，分配到三餐中。

2. 少油、少糖、少盐

说白了就是饮食清淡点，这是健康膳食的主要原则。多采取蒸、炖、煮和水滑的烹调方法，少油，控制酸和辣的调味。烹饪过程中也可以用有刻度的油壶来量化使用量。烹调时用醋、柠檬汁、姜来调味，注意使用含盐较少的调味品。多吃蔬菜，少吃肉类，也能够减少盐的摄入量。同时注意隐藏的盐分，如味精、鸡精、酱油、酱豆腐、辣椒酱、黄酱、甜面酱、苏打、调料包等。世界卫生组织推荐，人均每日摄入5克盐，每日食用油摄入量不高于30克，每日糖摄入量不高于25克；蔬菜和水果每日摄入量不低于500克，每日摄入食物种类不少于12种，每周不少于25种。

说了这么多，你脑壳有可能已经被搅昏了，总结一哈，只需要记住以下三条：

(1) 尽量吃天然、新鲜、少加工的食物，也就是绿色食品。
(2) 啥子都吃，不要挑食。但吃啥子都要适量，不要好吃就猛起吃。
(3) 烹饪食物时，尽可能选择清淡少油的方式。

免疫系统的提升除了要靠饮食和其他生活方式的整体改善，还需要适度"打击"和"锻炼"。如果你患有常见病、小病，不必惊慌和过度治疗，让免疫系统和病毒、抗原体打一架，也是产生抗体、提高免疫力的重要途径。另外还想提醒你一点，免疫力整得过于强大未必是好事，不少过敏、自体免疫性疾病都是因为免疫系统过度敏感造成的。人体能拥有良好的免疫功能也是一种平衡的表现。

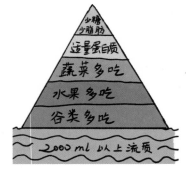

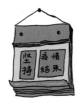

春光明媚，万物复苏，希望大家能够正确提高免疫力，待身体拽实的时候，晒太阳、喝坝坝茶、赏菜籽花花（四川方言读 fā）的日子也就离我们不远了。

（叶亚丽　潘璐）

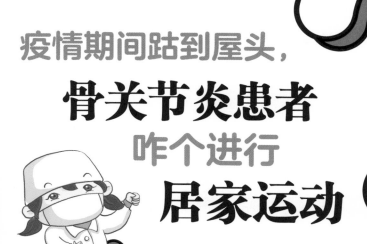

疫情期间跍到屋头，**骨关节炎患者****咋个进行****居家运动**

　　新冠肺炎疫情暴发，为了不给疫情防控工作添乱，大家都开启了家里蹲的模式，各种"葛优躺""北京瘫"，胡吃海喝，自我放逐……情绪是紧张的，体重是放松的。

　　不能出门是很无奈，但是也不能这么"颓废"嘛。在家除了吃好、喝好、休息好，也要适当运动，增强抵抗力。特别是我们的骨关节炎患者，这期间就更要引起重视了。

　　首先，我们来说一哈啥子是骨关节炎。

> **问：**
>
> 　　骨关节炎是不是就是骨头发炎嘛？那还不简单，输点儿抗生素消炎就对了嘛！

> **答：**
>
> 　　非也，就怕你们表现得这么没得文化。

骨关节炎不仅是一种退行性疾病，也是一种慢性炎症性疾病。随着年龄增高其患病率逐渐增高，主要表现为疼痛、僵、关节肿胀、畸形。

骨关节炎可导致长期关节疼痛、关节活动障碍，引起行动不便，甚至丧失劳动力，致残率可高达 53%。

问：

哎哟喂，这么恼火啊，看来有点儿严重哦。那咋个办啰，有没得啥子特效药哦？

答：

目前无法根治，预防和管理重于治疗。不能根治并不能说就不管啊。不管的结局就是疼痛加重，关节活动障碍，最终致残。

问：

那咋个预防和管理啰？我们现在天天跍到屋头，能做些啥子嘛？

答：

我们需要做的就是控制体重，做好运动治疗、自我行为改变的管理。

控制体重

问：

好扯把子（开玩笑）哦，我的关节痛喊控制体重，为啥子呢？我洗耳恭听，快快道来。

答：

肥胖是下肢承重关节患骨关节炎的主要危险因素，肥胖会增加关节负荷，所以，BMI（体重指数）≥ 25 的人，建议减重。BMI= 体重（千克）÷[身高（米）]^2。减重能减轻关节承受的压力，降低异常压力所引起的异常生物学代谢和软骨结构的破坏。体重减轻 10% 以上，骨关节炎的疼痛度减轻 50%。

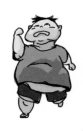

所以说减肥真的不仅仅是为了好看，主要是为了健康。另外，大家都晓得，减肥除了控制饮食外，运动也是必不可少的。

运动治疗

问：

啥子呢？你还喊我运动啊，我周身都不舒服，到处都一阵一阵地居（刺）到痛，让我静静地躺一躺，躺他个昏天暗地。医生，这么痛，可不可以就不动了嘛，运动的话岂不是更痛，关节损伤更严重？

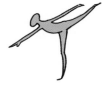

答：

定期、正确、循序渐进的运动锻炼可减轻骨关节炎疼痛，同时也可以预防或减慢骨关节炎进程，不正确、过度的运动才会加重病情。

问：

是所有人都适合运动吗？

答：

在运动锻炼前进行自我评估，无行走能力的人不属于运动疗法适应者。

问：

那不管多痛、多肿，都必须要运动吗？

答：

当然不是喽，急性期建议休息，适当等距运动。啥子是等距运动？即增加肌肉的张力而不改变肌肉长度。

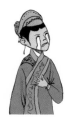

稳定期可行关节活动范围训练、有氧训练、抗阻力训练、神经动作练习，其中有氧训练和抗阻力训练是最佳组合。

1. 关节活动范围训练

关节活动范围训练包括肌群拉伸和关节活动度锻炼，关节疼痛僵硬时主要以被动运动为主，缓解后选择主动运动。肌群拉伸（活动前及活动后都可以）推荐静力拉伸，有温度地拉伸。那究竟好大的强度和频率才合适呢？拉伸到感觉紧张或轻微不适感为宜。另外，10分钟/次，2～3次/周，每一肌群至少拉伸4次，每次拉伸10～30秒。

2. 有氧训练

有氧训练可以选择步行、空蹬自行车或者健身操。

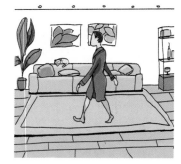

选择中等强度运动，运动时达到最大心率的40%～70%。最大心率估算方法即"220－年龄"。

此外，最简单的一种判断适度的方式即运动过程中还可以摆龙门阵。

3. 抗阻力训练

抗阻力训练有仰卧直抬腿、股四头肌抗阻力训练、静蹲训练。需注意力量放在双大腿而不是膝关节。

说到抗阻运动，在很多相关书籍中出现的高频词是最大"重复次数"（1-RM）。这是啥子？哪个（怎样）操作？

第一步，找到适合自己的铁砣——仅能举起一次的最大重量，再来一次就不行咯！这个当然是因人而异哈。

第二步，记下这个铁砣的重量，它就是你的1-RM。

第三步，刚开始进行抗阻运动的时候要稳一点，用三到六成功力即可，这时候你使用的铁砣的重量要用你的1-RM乘以一个0.3～0.6。

第四步，练久了，身体适应后我们加大点重量哈，目标逐渐加至你的1-RM乘以0.7。

注意：如果你长期久坐不动，还是要给身体更多时间适应，初始重量为你的1-RM乘以0.3。有研究表明，较大强度体力活动可能进一步加重关节损伤，所以应当推荐中强度阻力运动。一般2～3天/周，重复8～12/次，1～3组/天，每组间隔休息两三分钟，单一肌肉训练间隔24小时。

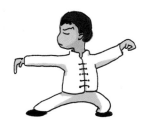

4. 神经动作训练

神经动作训练可以选择太极、瑜伽这类看起来比较温柔的运动。

太极和瑜伽也称为身心运动项目，可减缓焦虑与抑郁，可预防跌倒。在锻炼过程中有轻微不适感就合适了，10～30分钟/次，2～3天/周。

自我行为改变管理

进食维生素 C、维生素 D，补充钙剂，多晒太阳。维生素 D 缺乏不仅能改变骨矿物质代谢，影响软骨新陈代谢，还会加剧骨关节炎进展。活性氧在骨关节炎发病中对软骨具有一定损害作用，维生素 C 是最重要的抗氧化剂。因此，进食维生素 C、维生素 D 是非常有益的。

避免长久站立、跪位和蹲位等使膝关节长期处于高负荷的承重方式。选择厚底减震的运动鞋，鞋底应厚 2 ~ 3 厘米，避免穿高跟鞋。

选择马桶，避免蹲便器，减轻负荷，防止膝关节过度屈曲。

人在躺下时，膝关节负重为 0，上下楼膝关节负重是正常的 3 ~ 4 倍。下蹲时膝关节负重是正常的 8 倍。负荷越大的行为方式越会增加膝关节损伤的发生率。

问：

说了这么多，我还是不晓得咋个判断我的运动是不是合适？

答：

如果运动后有轻微不适是正常的，但是如果不适超过两小时，就说明运动过度了，需要调整运动时间、强度、频率和方式。

问：

那如果关节一直间歇性痛，咋个运动嘛？

答：

可以口服医生处方的缓解疼痛的药，等药物充分发挥效用后再开始运动，根据个体情况循序渐进。

问：

那运动后好久看得到效果呢？

答：

这个事情是急不来的。通常 8 ~ 12 周运动可减轻疼痛，抗阻力训练需要 3 ~ 6 个月，当然，也会存在个体差异。

居家篇

总之，运动有益身心健康，不仅可以控制体重，保持关节最大活动幅度，还可以提高心肺功能，提高耐力，减少脂肪，增加肌肉力量，减轻疼痛，改善体质，改善关节周围肌力，维持关节稳定性。

这场疫情注定了是一场马拉松而不是百米赛跑，我们需要持之以恒，静待花开！

（何小琴）

参考文献

[1] 刘兰兰，张立智 . 膝骨关节炎非药物治疗与护理的研究进展 [J]. 护士进修杂志 , 2019,34(4):309-312.

[2]Neogi T. The epidemiology and impact of pain in osteoarthritis[J]. Osteoarthritis and cartilage, 2013, 21(9) : 1145-1153.

[3] 梅轶芳，张志毅 . 中国骨关节炎流行病学调查研究史 [J]. 中华风湿病学杂志 , 2018, 23(2) : 73-75.

[4]Osthoff A K R, Niedermann K, Braun J, et al. 2018 EULAR recommendations for physical activity in people with inflammatory arthritis and osteoarthritis[J]. Annals of the rheumatic diseases, 2018, 77(9) : 1251-1260.

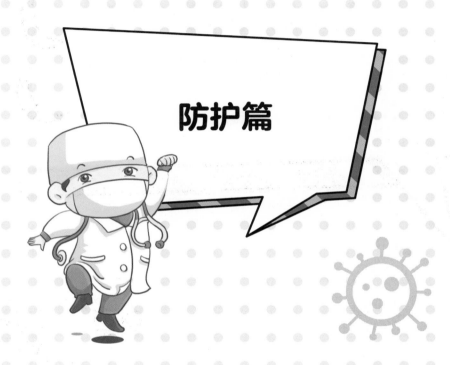

防护篇

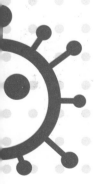

FanghuPian

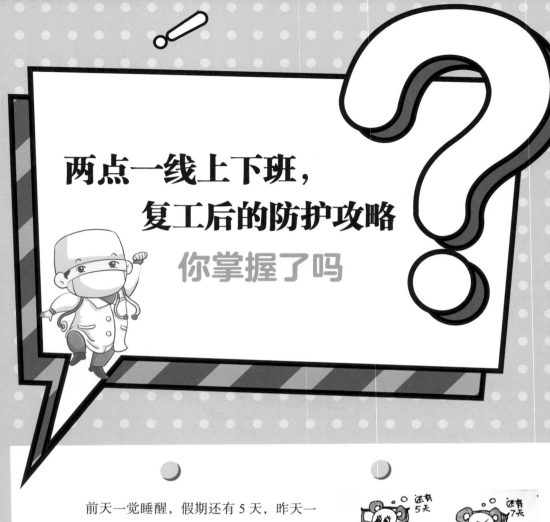

两点一线上下班，
复工后的防护攻略
你掌握了吗

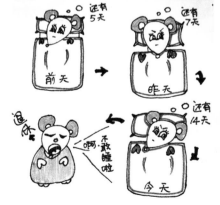

前天一觉睡醒，假期还有 5 天，昨天一觉睡醒，假期还有 7 天，今天一觉醒来，假期还有 14 天，实在不敢再睡下去了，害怕再睡一觉，直接就该退休咯。

天啊，自从新冠病毒来袭，大家每天都在屋头跕起，嘴里、心里、梦里唱的都是这样一句："老子明天要去上班，爽翻！"终于终于，盼星星盼月亮，盼到了单位通知复工的消息，一下就从床上弹起来，对着天花板大喊了三声"终于可以离开我的床了！"

冷静下来后，我顿感不妙！外头新冠病毒都还没有煞角（结束），领导喊我去上班，这简直就是让我冒起生命危险上"战场"啊？

为了解除这个担忧，我们的"大内密探"整理了以下复工后的防护攻略，赶紧学起来！

攻略一——穿衣有讲究，简单易整理。

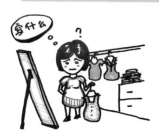

"好不容易，可以去公司看我久违的男神、女神了，我新买的包包是配皮衣、毛衣还是呢子大衣才更凸显我的气质呢？但是新冠病毒又这么凶，它得不得爱上我的皮大衣，跟到我走哟？"

从寒冬腊月熬到了春暖花开，已经穿了二十几天睡衣的人真的是一哈子不晓得应该穿啥子了。由于新冠病毒的特性，它可能会通过飞沫、接触等方式落在你的衣服上，所以我们每个人落屋（回家）后，都请及时把手爪爪洗干净，再脱下外套挂到阳台上，任它在风中凌乱或者直接拿来洗了。穿简单点、好清洗、好打理的衣服对于下班后一身疲惫的你绝对是最佳的选择。

攻略二——出行需谨慎，安全为原则。

选好衣服出门，那到底是爬楼梯，还是坐电梯？应该选择走路去公司，还是开车或者坐公共交通呢？其实，很简单，哪个安全就哪个来。

如果大家上班的地方楼层低，可以活动活动筋骨，尽量走楼梯。如果楼层比较高的话，要是你一口气爬得上去，也可以选择走楼梯，就当强身健体了。如果实在爬不动，选择坐电梯，那出门前记得在衣服兜兜头揣一包卫生纸，按电梯的时候，用纸包裹手指拇儿尖尖，避免用手直接接触电梯按钮，当然也可以选择其他工具，比如说牙签。总之，不管你走楼梯还是坐电梯，一定要把口罩戴好！

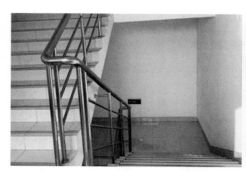
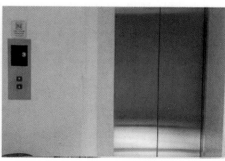

走路和开车去上班是两种相对可以避开密集人群的方式。如果走路，就不要在微信里面约几个同事一起走路上班咯，注意和行人保持 1 米的距离。如果选择开车，就要做好

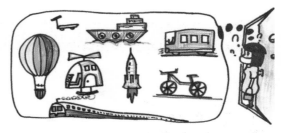

通风换气，上车时把窗子打开通风，及时用消毒剂或消毒湿巾对方向盘、车门把手、车内相关物体表面进行擦拭消毒。如果乘坐地铁、公交车的话，就要把口罩戴好，尽量使用公交卡或 APP 支付车费，不要到处东摸西摸，不要在公交车上吹壳子、啃包子；在车上碰到熟人，远观问好，不要握手、拥抱，到了办公室后马上用流动水清洗双手。

攻略三 ——办公室空调按需使用。

很多人都在问，经过重重关卡，好不容易到了办公室，还是感觉有点冷飕飕的，中央空调到底应不应该打开呢？不是说新冠病毒可以通过气溶胶传播哒，那我们用中央空调是不是不安全哦？

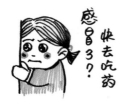

如果是人多的办公室，中央空调不建议长时间开启，开启前也一定要做好空调的清洁、消毒工作，并且随时开窗通风，至少每半天开窗通风 30 分钟以上。最好自备保暖物品，以防感冒，不然上班梦想会再次破灭，你又会回到你的床上再躺 14 天。

如果办公室里有感染人员、疑似感染人员或待观察人员，那确实最好不开空调哈。但是，我要问哈你，你们公司会同意这类人员来上班吗？

攻略四 ——办公室内，口罩还是要一戴到底！

有些人觉得，大家都把口罩戴起，显得来一点都不友爱？问可不可以不戴？

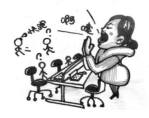

如果你一个人拥有一间办公室，你可以暂时不戴，但如果是人多且通风不良的办公室，你说戴不戴？上班期间也要注意保持一定距离，不要想到闺

蜜、死党多日不见，就勾肩搭背，一激动就把口罩掀开，口沫星子到处乱飞哈，保护自己也要保护他人咯。

攻略五——吃饭莫要打堆堆，自己带饭最巴适。

工作了一上午，该吃午饭了，不吃，饿得慌！吃，一群人去食堂又怕得很，那到底该注意些啥子呢？

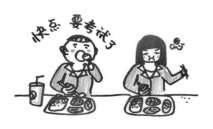

如果有条件，可以自己带饭。晓得你又要问"那微波炉会不会传染呢？咋消毒呢？"莫急哈，微波炉的高温本身就具有杀菌、消毒功能，但一定要注意把手或按钮可能存在病毒，因此一定要做好基础清洁、消毒工作，不直接接触把手，及时进行手卫生。如果去食堂吃饭的话，不要像以前一样，几个人坐在一起，聊点八卦，说点家常，口沫星子都飞到人家碗里头。应避免聚集，与他人要间隔开，保持1米以上的距离，或者错峰就餐，打包带走。

攻略六——下班回家莫偷懒，洗手消毒样样全。

终于到下班时间了，在外奔波一天，这一身该咋进家门呢？

经过了九弯十八拐，终于到家门口了。进屋前先喷酒精，特别是鞋子底。喷酒精时注意防火。进屋后先换鞋或将鞋脱在门外，然后用肥皂和流动水按照七步洗手法洗手15秒以上，这样就能有效去除手部的污染。将口罩取下挂在通风处或放在透气的纸袋头，做好标记，以备下次使用。外套挂在阳台等通风处，再次洗手，然后你就可以放心地"葛优躺"了。一定不要忘记给手机和钥匙消毒哦。

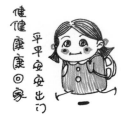

每天出门你觉不觉得小区的保安像"哲学家"，问的问题直击灵魂深处：你是谁？你从哪里来？你要到哪里去？然后"深情"地给你"一枪"，看你是不是在发烧……

幸好，一切安好！

（陈芳）

参考文献

[1] 中国疾病预防控制中心．做好居家消毒预防新型冠状病毒 [EB/OL].
2020-01-22.

[2] 中国疾病预防控制中心．新型冠状病毒感染的肺炎公众预防指南之八
（养老院篇）[EB/OL]. 2020-01-28.

[3] 国家卫生健康委员会疾病预防控制局，中国疾病预防控制中心．新型
冠状病毒感染的肺炎公众防护指南 [Z]. 2020-01-28.

[4] 湖北省卫生健康委员会．社区新型冠状病毒感染的肺炎预防控制指导
手册（试行版）[Z]. 2020-01-27.

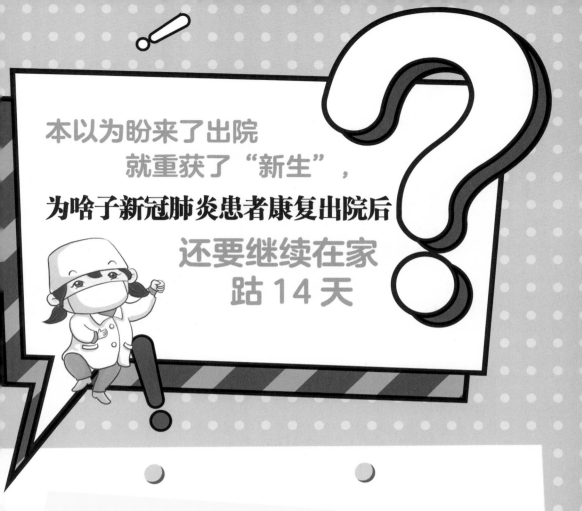

本以为盼来了出院就重获了"新生"，为啥子新冠肺炎患者康复出院后还要继续在家跬14天？

"4床患者，你已经5天没发烧了，
核酸检测连续几次阴性，
今天照的肺部CT病变也得到明显改善，
恭喜你，
明天可以出院了哈！"

从接到医院对我下的"驱逐令"起，我就开始计划出院后想干的事情了！可以看见我亲爱的爹妈，可以去小区楼底下吃顿火锅，还可以去VIP理发室做个造型……内心越想越激动，感觉终于要迎来了我的"新生"。

结果，跬（跨，四川方言读 qiǎ）出医院大门前，照顾我的护士姐姐跟我说了一句话："回去了要乖哈，莫要到处跑，继续在屋头跬14天！"

那一刻，我嘴上答应得乖，但心头早已经个性地回复了一句："我命由我不由天，跕不跕，我自己说了算！"

直到……奓出医院大门，一个人造孽兮兮地站在冷风中四处张望。

哪个没人来接我？花呢？拥抱呢？怎么跟我想的完全不一样？

一边走一边安慰自己，没得事，肯定是在屋头做好大餐等我。

激动的心、颤抖的手，差点连钥匙都拿不稳了。

打开家门，咦，哪个屋头黑黢黢的，人喃？

只看见桌上我老汉儿（父亲）给我留了一张字条，上面写了一段话：

"幺儿，听说好多新冠肺炎康复出院后又被检出核酸阳性。

我跟你妈去新房子住了哈，

你自己一个人在屋头再跕 14 天，

哪儿都不准去哈。"

苍天啊！我到底是不是他们亲生的，

为啥子连他们也要喊我一个人再跕 14 天！

今天"大内密探"就来告诉你，为啥子新冠肺炎患者康复出院后还要继续跕 14 天！

原因一——病毒的传播性太强。

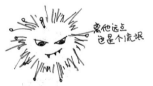

新型冠状病毒人称"流氓"病毒，不守规矩，漂浮不定，传染性强、毒性强。有些人感染了病毒，自身没有症状、症状不明显，肺部 CT 也无明显异常表现，但是它具有传染性，而且传给他人以后症状还很重。你肯定也不想让家人以成为病友的方式和你团聚嘛。

原因二 ——核酸检测存在假阴性的情况。

关于这个核酸检测阴性，也可能是假的，但是你的人生是真的！由于一些特殊的原因，可能导致核酸检测出现误差，比如采集者操作技术不达标、试剂盒有问题，加之新冠肺炎是下呼吸道感染，上呼吸道尤其是咽部的病毒量往往比较多，因此就使取样加大了难度。

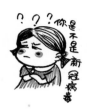

新型冠状病毒是一种新型病原体，对其科学认识仍在不断完善，相关检测方法的准确率也不能保证达到百分之百，假阴性或假阳性现象仍然存在。

原因三 ——目前对新冠病毒的认识还在不断摸索中。

新冠病毒对全人类而言是一种全新的病毒。从发现后一个多月的时间，新冠肺炎诊疗方案都已经出到第六版，说明我们对病毒的认识也在不断地更新和深入。鉴于这种病毒的危险性及狡猾性，需要我们采取更严格的防控举措。

原因四 ——刚出院的你，免疫功能比较低下，也需要被保护。

即使患者已经达到出院标准，体内仍然可能有一定的病毒残留。另外，由于刚出院的患者身体的免疫功能比较低下，存在感染其他病原体的风险，所以针对治愈出院的患者，建议出院后再在家跖 14 天，避免被其他隐形传染源再次传染。

原因五 ——居家隔离仍然是我们所有人应自觉做的事。

最近一段时间，虽然疫情已经有明显的好转，但是由于复工潮的来临，很有可能导致已经控制的疫情出现反弹，对此还不能大意，毕竟疫情还没有得到完全的控制。复工后就有没有戴口罩，导致多人被隔离的事件。

所以，在胜利的转折点，千万不能出岔子，做好预防措施的同时，坚持做到居家不出门！

所以，覅再怀疑你是不是你妈老汉儿（父母）亲生的了，也覅再傲娇地不听护士姐姐的叮嘱了，乖乖在家，至少再跍 14 天。等疫情结束那天才是真正地迎来了我们所有人的"新生"！

（苟智琼　刘美成）

参考文献

[1] 国家卫生健康委员会疾病预防控制局，中国疾病预防控制中心 . 新型冠状病毒感染的诊疗方案（试行第六版）[Z]. 2020-02-18.

[2] 国家卫生健康委员会疾病预防控制局，中国疾病预防控制中心 . 新型冠状病毒感染的肺炎公众防护指南 [Z]. 2020-01-28.

[3] 国家卫生健康委员会疾病预防控制局，中国疾病预防控制中心 . 新型冠状病毒肺炎防控方案（第五版）[Z]. 2020-02-23.

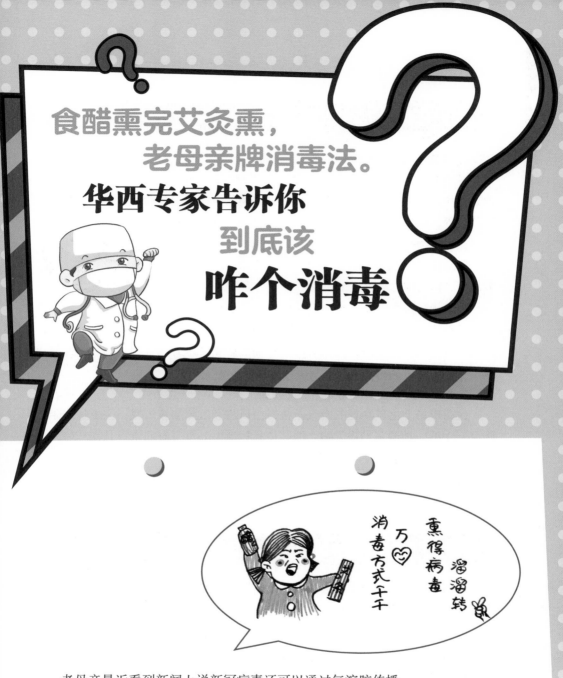

老母亲最近看到新闻上说新冠病毒还可以通过气溶胶传播，屁屁和尿中都能找到活的新冠病毒了！新冠太歪（凶）了，简直惹不起！老母亲转身默默地拿出她在非典时期囤的醋和艾条，于是家里开始用食醋熏完接着艾灸熏的循环式空气消毒大法。

我们来瞅一哈这些消毒的方法到底行不行?

1. 艾熏，尚无定论

目前并无研究表明艾灸对新型冠状病毒和其类似的 SARS、MERS 病毒有抑制作用。此外，艾灸燃烧时，会产生致癌化学物质，包括苯系物、甲醛、多环芳烃等，影响健康。

2. 食醋熏蒸，敲黑板！！！明确不可行

食醋中的主要成分是乙酸，进行空气消毒的是过氧乙酸，而乙酸并没得这个作用。

饺子莫得醋哈

3. 紫外线灯消毒，理论上可行，但不推荐

紫外线主要是通过对微生物的辐射损伤和破坏核酸的功能使微生物致死，达到消毒的目的。家用紫外线灯的波长和照射幅度未必适合消杀病毒，并且风险不可控，难免会对眼睛和皮肤都造成伤害。

4. 空气净化器不一定能过滤病毒

目前市场上比较常见的空气净化器由风机和过滤装置组成，主要适用于去除空气中的一种或多种污染物，但其产品标准里并没有对病毒或其他病原微生物有杀灭率的要求，所以空气净化器不一定能过滤病毒。

看完现在所谓的流行消毒法后，大家是不是更懵了。

"医生，这个不得行，那个不明确，到底我们要啷个办才安全嘛?"

根据国家卫生健康委员会发布的《新冠病毒肺炎诊疗方案》，新型冠状病毒对紫外线和热敏感，56℃作用 30 分钟，乙醚、75% 的乙醇、含氯消毒剂、过氧乙酸和氯仿等脂溶剂均可有效灭活病毒，氯己定不能有效灭活病毒。因此，结合之前提到的消毒方法，我们建议可以选择用 75% 的乙醇、含氯消毒剂，方便实用，但需要注意方法。

"医生，现在上班的人越来越多，咋整哦？"

（1）出门前检查口罩戴好了没有，包里的消毒湿巾、酒精棉片、免洗洗手液、手套揣好了没有。

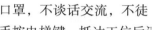

（2）尽量选择步行、骑车、开车或打车。如果乘坐公交车或地铁，最好手机扫码进站，分开站或坐，不揉眼睛，不摸头发。

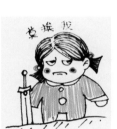

（3）乘坐电梯不摘口罩，不谈话交流，不徒手按电梯键，抵达工位后请先洗手。

（4）尽量自行带饭，如果是食堂，请分开坐，不要随便交头接耳。

总之，四大法宝记心中，跟我一起扯起喉咙管儿来念：勤洗手，戴口罩，别乱摸，距离产生美！

"医生，我办公室头那些东西用啥子消毒好呢？"

鼠标、键盘、办公桌、座机等经常接触的物品一个都不要放过，可以用75%的酒精进行擦拭消毒。一定是擦拭，不能架势（使劲）喷哈。

"医生，我下班回去会不会把病毒带回屋头了哦？"

（1）日常生活中，进屋之后把外套挂在通风处，鞋子放在门口，与家里穿的衣物分开就行。如果感觉外套可能被污染，如去过医院等地方，对衣物进行高温消毒或化学剂消毒。门把手、手机和钥匙可使用消毒湿巾或75%的酒精擦拭消毒。

（2）家具、地面、马桶等可选用84消毒液、漂白粉、过氧乙酸擦拭消毒。按说明稀释消毒液，进行消毒时建议孕妇和小孩都暂时回避。

（3）接触嘴巴的餐具比如碗碟、筷子、刀具等用开水煮沸后保持沸腾5分钟，晾干就行了。

（4）室内空气消毒时注意经常开窗通风换气即可。

（5）私家车内部可定期清洁，怀疑污染时可用 75% 的酒精或消毒湿巾擦拭常用的方向盘、拉手等部位。

即使莫得这个新冠病毒，大家也要做好日常清洁卫生。不要过度使用消毒剂，要重视，但不要恐慌，要坚持，不松懈！

花开疫散，我们再见！

（罗婉琦　李欢）

参考文献

[1] 张文福，何俊美，帖金凤，等 . 冠状病毒的抵抗力与消毒 [J]. 中国消毒学杂志，2020, 37(01): 63-67.

[2] 姚希，张冰丽，巩玉秀，等 .《医院空气净化管理规范 WS/T 368—2012》实施情况调查 [J]. 中国感染控制杂志，2019, 18(11)：1032-1037.

[3] 黄剑 . 艾灸诊室 PM 2.5 物理化学特征与毒理研究 [D]. 北京：北京中医药大学，2016.

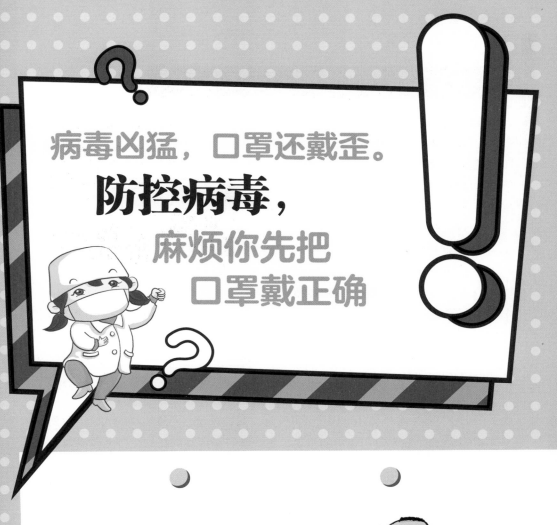

病毒凶猛，口罩还戴歪。
防控病毒，
麻烦你先把口罩戴正确

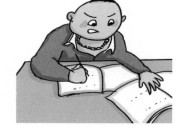

时下出门最流行的配饰是啥子？不是你的黄金链子，也不是你的玉圈圈。来，一起回答："口罩！"是的，佩戴口罩是现在出门必备。我不晓得你发现没有，有些人戴的是棉布口罩，有些人戴的是医院头戴的那种口罩；有些人把鼻子露在外边，有些人反起戴，简直就是五花八门。那到底该咋个戴？戴哪种类型的口罩？接下来听我们说。

在这些场合如何选择一个巴适的口罩？

在新冠肺炎疫情发生后，口罩也是千奇百怪。要郎个选择最巴适的口罩呢？我们起码要晓得口罩的分类有纱布口罩、普通医用口罩、医用外科口罩、医用防护口罩、棉布口罩、活性炭口罩、颗粒物防护口罩等，硬是多得不得了。说了这么多，估计你也只记到了"口罩"两个字。话不多说，我们直接进入正题，瞅一哈大家在不同场合应该佩戴哪一种口罩？根据

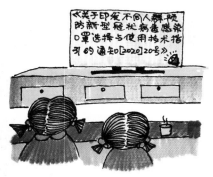

《关于印发不同人群预防新型冠状病毒感染口罩选择与使用技术指引的通知〔2020〕20号》，下面给大家说明哈。

（1）在普通门诊、病房工作的医护人员，在机场、火车站、超市、餐厅等相对密闭场所的工作人员，从事与疫情相关的行政管理、警察、保安、快递等人员及与其共同生活的人员，应佩戴医用外科口罩。

（2）必须乘坐公共电梯及公共交通工具去超市、商场购物的人，以及到医疗机构就诊（除发热门诊）的患者，集中学习和活动的托幼机构儿童以及在校学生，建议佩戴一次性使用医用口罩，儿童选用性能相当的防护产品。

（3）在家进行室内活动、远程办公等可以不戴口罩；在通风良好或者没得人的地方可以选择棉纱、活性炭和海绵等非医用口罩，也具有一定的防护效果。

看了这么多，怕你们还没搞醒豁，划重点来咯！

我们最稳妥的做法就是不串门、不聚会。一般来说，没得必要选择医用防护口罩，戴久了反而憋得出不赢气。一般情况下，只需选择一次性医用口罩（最好是一次性医用外科口罩）就够了，这种口罩可以把大部分带有病毒的飞沫挡住。

不同类型的口罩咋个戴？

有人说，口罩是买到了，没有戴好也不起作用得嘛。要是遇到有事必须出趟门，那我买回来的口罩应该啷个戴才可以把我和新冠病毒隔离开？

（1）你要搞醒豁你买回来的口罩是挂耳式还是系带式。如下图所示，左边为系带式，右边为挂耳式。

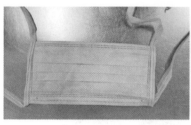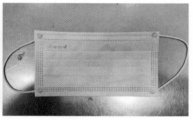

（2）戴口罩之前请先把手洗干净。

（3）分清楚口罩的外面和里面。从口罩颜色来看，一般情况下，口罩浅色面为里面，深色面为外面。为啥子一定要你们分清楚口罩的外面和里面，因为口罩的外面是阻水层，能隔绝外来的飞沫、液体喷溅，而里面主要为吸湿层，可以吸收我们佩戴时呼吸、说话产生的水蒸气，这样戴起会更舒适。如果一旦戴反了，是不是正好把别个喷溅的带有病毒和细菌的飞沫吸附在口罩上？越想越吓人！

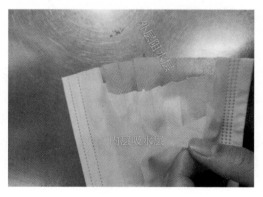

（4）分清楚口罩的上下端。

大家记到，有金属软条的一头永远都是在上方，金属软条可以根据鼻梁进行调整，尽可能地保持口罩的密闭性，不漏气。

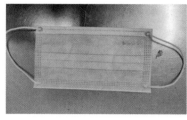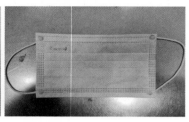

（5）绑带带的外科口罩的戴法。具体如下：

轻捏鼻夹，将口罩上松紧带在头上系紧，然后将口罩贴在脸上，确保能够罩住鼻子和嘴，下松紧带绑在颈部并系紧，最后完全展开口罩。

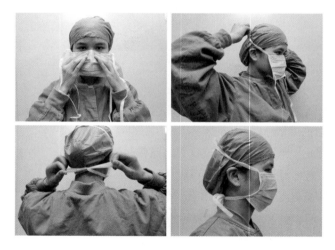

（6）防护口罩的戴法。具体如下：

医用防护口罩与脸型贴合最紧密，因此随意在里面叠加口罩或者不正确的佩戴会大大降低口罩的密合性，影响防护效果。一定要正确佩戴，要不然防护口罩就白买了。佩戴好之后要用双手手指从鼻梁向两侧按压，反复按压塑造鼻梁形状。一定要双手，单手捏不得行！用手轻轻捂住口罩，快速吸气、呼气，看有没有气从口罩边缘漏出。如果从鼻梁附近有气漏出来，就需要调整鼻夹；如果是两侧有气漏出就需要调整松紧带。另外，如果戴了眼镜，眼镜上面起雾也提示你需要重新调整口罩。

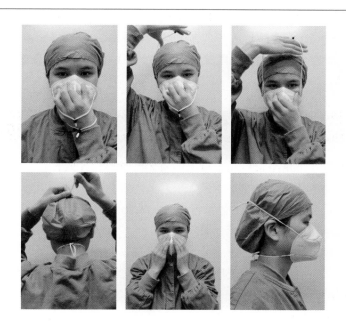

回家之后口罩咋个取?

（1）手千万不要接触口罩向外的一面。

（2）如果是系带的口罩，要先解开下面的带子，再解开上面的带子。

（3）用手指提起口罩的带子或者挂耳的带子，将其丢进垃圾桶。

（4）丢掉口罩后一定要洗手。

暂时不用的口罩咋个保存?

煮沸、高压锅蒸、酒精喷洒等处理口罩的网红方法可不可靠？答案是不可靠！因为口罩外层也有类似的阻水效果，如果用大量酒精或高温蒸煮处理口罩，会导致外层材料变性，对液体（血液、唾液）的阻挡能力下降，口罩的过滤功能会大大降低，甚至失效。其实，只要没有去过人流密集的公共场所，可以循环利用的口罩不必消毒。

正确的方法：对于可循环使用的口罩，在暂时不用时要折叠好放入清洁的

防护篇

自封袋里，而且要把跟鼻子、嘴巴接触的那一面往里对折放好，直接揣在包包头可能会造成二次污染哦！或者是直接晾在干净、通风的地方，或存放在清洁、透气的纸袋里即可。若口罩出现脏污、损坏、不贴合面部，应及时更换。

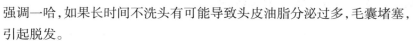

戴了口罩之后是不是可以不洗脸、不护肤了？

如果你想在疫情结束后脱下口罩的时候继续保住你的村花、校草之类的名声的话，肯定还是要好生打理一下自己的。

1. 关于洗脸

早晚用清水洗脸。对非油性肤质来说，用清水就够了。如果你是油性皮肤，可以 1 ~ 2 天用 1 次洗面奶。如果你去了人员密集处还是可以用洗面奶清洁一下。

2. 关于洗头

对于大多数人，尤其是女性，洗头的频率是以头皮发痒和头发油了的状况来决定的。至于你要熬多少天才洗头，只要别人不嫌弃你，少洗几次还是没得啥子关系！强调一哈，如果长时间不洗头有可能导致头皮油脂分泌过多，毛囊堵塞，引起脱发。

3. 关于护肤

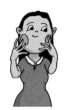

长期戴口罩会导致皮肤干燥，所以保湿类的护肤品请每天坚持早晚用！这一步不要省！不出门的话，或者出门买菜、取外卖等短时间外出，防晒可以省了，隔离也可以省了；若阳光较强，外出时间较长，可以涂抹轻薄的防晒霜。如果脸上长痘痘的话，为避免加重，可以在不需要佩戴口罩的时候及时取下。

4. 关于化妆

省了！因为近期包包头的钱都拿来买口罩了……

（曹鑫宇）

参考文献

[1] 王力红，赵霞，张京利，等 . 医用口罩的正确选择与使用 [J]. 中华医院感染学杂志，2011, 21(18)：3908-3909.

[2] 关于印发不同人群预防新型冠状病毒感染口罩选择与使用技术指引的通知 . [EB/OL]. 2020-02-05，2020-02-26.

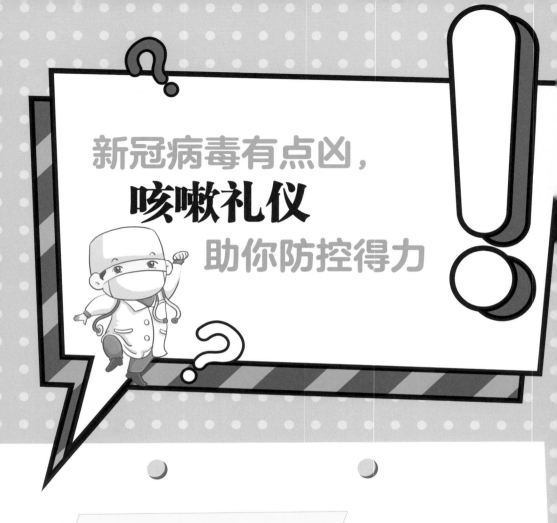

新冠病毒有点凶，
咳嗽礼仪
助你防控得力

"魔镜魔镜告诉我，目前哪个是最吓人的传染病？"

魔镜说：
"憨憨（肯定）是新冠肺炎撒。"

"为啥子它最吓人呢？"

魔镜说：
"我先声明哈，它不是因为长得黑才吓人，而是因为它传染性强，人群普遍易感才吓人。"

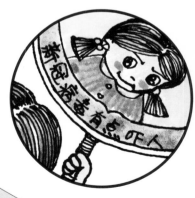

"那在新冠肺炎流行期间，它又是哪个传染给我们的呢？"

魔镜说：

"这个病毒机灵得很，不仅可以通过飞沫和接触传播，消化道和气溶胶途径也是它的传播方式。"

"这样一说，我大气都不敢出一口了，吓人八撒的（吓人得很）。"

魔镜说：

"新冠病毒是有点凶，不过我们不要慌。我们要响应号召，尽量不要外出，外出一定要戴口罩。另外，咳嗽的正确礼仪也是降低新冠病毒传播风险非常有效的方法之一。"

听完魔镜的回答，我心头一哈就愧疚了，眼泪珠珠儿都包起了，难怪不得那天咳咳耸耸几声，啊切（嚏）两声，身边的人都离我八丈远哦。在新冠肺炎疫情凶猛时期，不要只晓得耍手机、睡瞌睡咯，为了弥补对新冠病毒常识的欠缺，做个文明人，赶紧来学习 **咳嗽礼仪。**

1. **当你想要咳嗽或打喷嚏时，尽量远离人堆堆，用纸巾或手帕将口鼻遮到，防止产生的飞沫喷溅；用过的纸巾不要乱丢，要丢到最近的垃圾桶里头。** 敲黑板，划重点！避免直接用双手遮捂口鼻，这样会使双手沾染上病菌。你想一哈，这样的话，你的手摸到哪里，病菌就会传到哪里。

2. 如果突然咳嗽或打喷嚏，临时找不到手帕或纸巾，可以用手肘的衣袖内侧来代替手帕遮住口鼻。弯曲手肘后，再靠近口鼻。这个动作可以将喷出的飞沫阻挡在手肘皮肤或者衣服上，这个部位不容易接触其他公用物品，可以有效阻断病原微生物的传播。

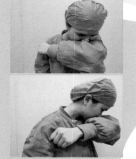

3. 咳嗽或打喷嚏后要立即用流动水和洗手液清洗双手。如果没得流动水，可以使用免洗消毒液进行手部消毒。

4. 如果患有呼吸道疾病，外出时要佩戴口罩，同时与别人保持至少1米以上的距离。说话时不要扯着喉咙喊，避免口水喷溅到别人身上。

哇，咳嗽礼仪还真有讲究。无论你是健康人士还是患者，在咳嗽或者打喷嚏时都要遵守咳嗽礼仪，给自己也是给他人一份健康保证。总之，一句话，咳嗽要讲礼仪。

此时此刻，我想吟诗两句：新冠凶，新冠猛，新冠传播要弄懂；咳嗽轻，咳嗽重，咳嗽礼仪请遵守！

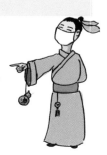

（曹鑫宇　刘明）

参考文献

[1] 殷环，姚希，任军红，等. 医务人员宣教呼吸道传染病知识的调查 [J]. 中华医院感染学杂志，2014，24(10): 2563-2565.

病毒肆虐的当下，
提高免疫力＝百毒不侵，
可以高枕无忧？
NO

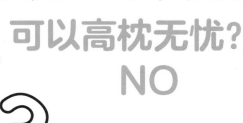

这段时间，早上睁开眼睛第一件事情就是看一哈疫情报道。

这个新冠病毒啷个恁个凶（怎么这么厉害），买个菜可能要遭起，

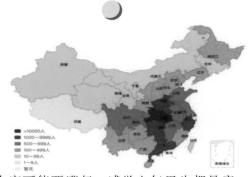

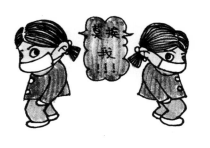

开个窗可能要遭起，感觉空气里头都是病毒，取下口罩大气都不敢出。出门戴口罩是低配，大街上时不时也有全副武装的高配现身。这一刻，别人防你，就像你防别人一样。

病毒，病毒，到处都是病毒，恨不得把自己的免疫力提高到最大！

那么问题来了，我们天天在谈论吃啥子、

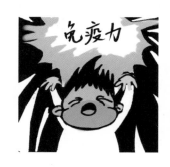

怎么做可以提高免疫力，那么，免疫力到底是啥子？免疫力比大部分人高，就所向无敌了吗？且听我来为你分解。

我们平时所说的免疫力，其实就是指机体的免疫功能。

免疫功能可以大致概括为以下三个方面。

免疫防御——解放军叔叔

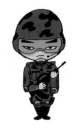

我们生活在一个充满了微生物的环境中，如果没有免疫系统的防御功能，人类将难以生存。在这一环节，我们的"战士"主要完成两个任务：

（1）抵御外敌，防止外界病原体入侵；

（2）揪出"间谍"，清除已入侵的病原体及其他有害物质。

如果"战士"们状态不好（免疫防疫能力低下或缺如），战斗力不足，入侵的"坏人"就会肆无忌惮地搞破坏。

如果"战士"不听指挥，进入暴走状态，刀剑无眼，除了干掉"坏人"，还会误伤"友军"、毁坏"城市建筑"（表现为组织损伤或功能异常）。

免疫监视——警察叔叔

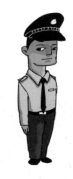

免疫监视是指免疫系统随时发现和清除体内出现的非己成分，如基因突变而产生的肿瘤细胞（正常人体内也会出现肿瘤细胞，只不过被免疫系统扼杀在萌芽状态了）、衰老凋亡细胞（即使不发生感染，成人正常情况下每天有超过1 000亿个中性粒细胞死亡，坏死细胞会向细胞周围环境释放毒性成分）。

如果免疫监视功能罢工了，肿瘤怕不怕？持续病毒感染怕不怕？

维持免疫系统的自身稳态——多了不行，少了也不行，我就是我，我是一只看不见的手

其包括两大机制：

（1）免疫耐受——大兄弟，我认识你，不攻击了哈（对自身组织细胞不产生免疫应答）；

（2）免疫调节——促炎和抗炎成分的平衡。

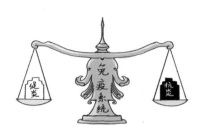

以上的免疫功能都是通过免疫反应来实现的。我们身体里的免疫应答又可以分为两类：

（1）爹妈给的——固有免疫。固有免疫是所有生物体在进化中逐渐形成的，由妈老汉儿遗传给后代，反应迅速。

（2）自我修炼——适应性免疫。适应性免疫也称获得性免疫，需要抗原激活，数天至数周发挥效应，具有强化固有免疫的作用。

如果免疫应答太强，最极端的情况，也就是很多重症新冠肺炎患者死亡的原因——细胞因子风暴（免疫细胞持续活化，不受控制，以至于产生过量的细胞因子，导致多器官衰竭）。所以，倘若你真的将免疫力提升到最高，损失会非常惨重，过度激活的免疫反应，佛挡杀佛，最终宿主因多器官功能衰竭死亡。

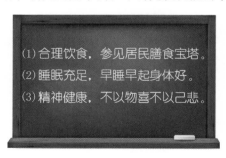

最后打总结，免疫力不是越高越好，像我们中国的阴阳学说一样，讲究的是平衡。维持免疫功能的平衡，请看下面的小黑板。

(1) 合理饮食，参见居民膳食宝塔。

(2) 睡眠充足，早睡早起身体好。

(3) 精神健康，不以物喜不以己悲。

（陈妍伶）

参考文献

[1] 曹雪涛 . 医学免疫学（第 6 版）[M]. 北京：人民卫生出版社 , 2013.

[2]Zumla A, Hui DS, Azhar EI, et al.Reducing mortality from 2019-nCoV: host-directed therapies should be an option[J].Lancet, 2020, 22;395 (10224): e35-e36.

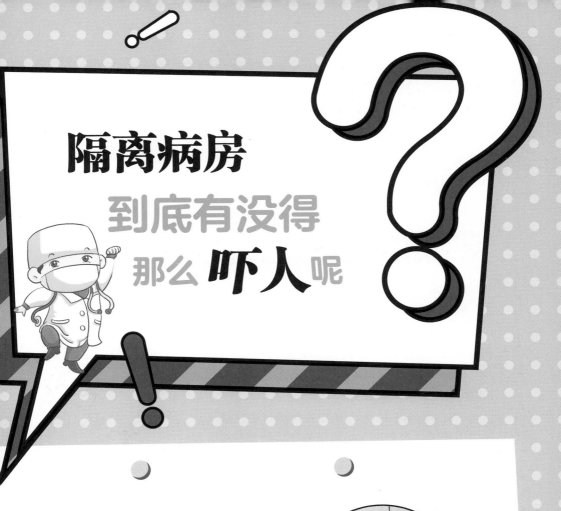

隔离病房

到底有没得那么 **吓人** 呢 ？

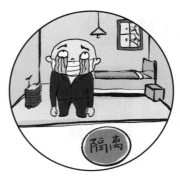

隔离

由于新冠肺炎疫情来势汹汹，气焰十分嚣张，为了让这个颤灵子（爱出风头，好表现）病毒尽快消停，全国各地设立了不少的新冠肺炎诊疗中心。部分患者在发热门诊看了医生，一听根据情况暂时要入住隔离病房，吓得脸色惨白，有的甚至号啕大哭。下面，我们就来揭开隔离病房这块神秘的面纱。

啥子是隔离病房？

顾名思义，隔离，指收治的患者肯定是需要跟其他病友分开。而新冠隔离病房就是专门收治疑似和确诊的新冠肺炎患者。普通感冒发烧、咳咳耸耸的患者不是隔离的对象。

疑似患者和确诊患者的区别是啥子？

根据最新的《新型冠状病毒肺炎诊疗方案（试行第七版）》诊断标准，医生会向你发出以下"灵魂拷问"：

（1）发病的前 14 天内有无武汉及周边地区或其他病例报告社区的旅行史和居住史。

（2）发病前 14 天内与新冠病毒感染者（核酸检测阳性者）有无接触史。

（3）发病前 14 天内是否曾接触过来自武汉市及周边地区，或来自有病例报告社区的发热或有呼吸道症状的患者。

（4）是否是聚集性发病。

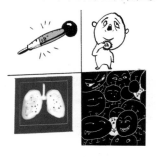

这些问题被叫作流行病学史调查，主要了解你去过和住过哪些地方，这些地方有没得人中招，有没有接触过已经中招的患者等。为了你和大家的健康着想，蛛丝马迹都不能放过。除此之外还要综合以下三点：

（1）有发热和 / 或呼吸道症状。

（2）具有新型冠状病毒肺炎影像学特征。

（3）发病早期白细胞总数正常或降低，淋巴细胞计数减少。

这三点叫作临床表现，如果满足了流行病学史中的任何 1 条，且符合临床表现中任意 2 条，或者无明确流行病学史，但符合临床表现中的 3 条，那么就会被诊断为疑似患者，建议隔离观察。如果不符合，那简直是喜大普奔的大好事了。再如果，疑似患者具备以下任何一条就会被诊

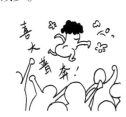

断为确诊患者。

（1）实验室荧光 RT-PCR 检测新冠病毒核酸阳性。

（2）病毒基因测序，与已知的新冠病毒高度同源。

由此可见，疾病的诊断有严格的标准。疑似患者和确诊患者在住院期间医生会根据个体情况进行进一步的治疗。

只是疑似就住隔离病房，最后得不得遭感染成确诊哦？

请放心，新冠隔离病房确诊病例和疑似病例都是分区收治的。再说了，所有患者也都是单间居住。由于新冠病毒可以通过呼吸道飞沫、密切接触以及气溶胶的方式传播，为了避免交叉感染，所有病房都要关闭门窗，患者禁止到病房外走动，所以疑似病例在住院期间被感染成确诊病例的概率几乎为零。

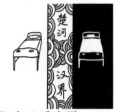

住院期间，屋头的人可不可以去照顾哦？

虽说这是患难见真情的时候，但原则上不留陪护家属，以免增加感染风险。如果确实有啥子特殊情况，留陪的家属将和患者一样处于隔离状态，住院期间医院统一提供餐饮，另外，私人物品也要等到解除隔离、消毒后才能带离病房。

到底要啥子情况下才可以解除隔离？

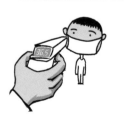

解除隔离有严格的标准，具体如下：体温恢复正常 3 天以上；呼吸道症状明显好转；肺部影像学显示情况改善；连续两次间隔 24 小时以上的呼吸道标本核酸检测阴性，同时满足以上条件可解除隔离出院。虽然医院是解除了隔离，但也不能放飞自我，建议回家单人单间，进行 14 天的自我状况监测，佩戴医用外科口罩，减少与其他人接触，并在出院后第 2 周、第 4 周到医院随访、复诊。

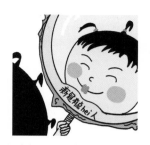

　　新冠隔离病房不仅救治了确诊患者，也让潜在的患者得到及时有效的隔离，降低了感染的风险，这对全国疫情的控制起到了举足轻重的作用。

　　了解了隔离病房，是不是觉得没得那么吓人了嘛。它的使命就是保护所有人，你怕啥子！

（曹金秋）

参考文献

[1] 国家卫生健康委员会疾病预防控制局，中国疾病预防控制中心. 新型冠状病毒感染的诊疗方案（试行第七版）[Z]. 2020-03-04.

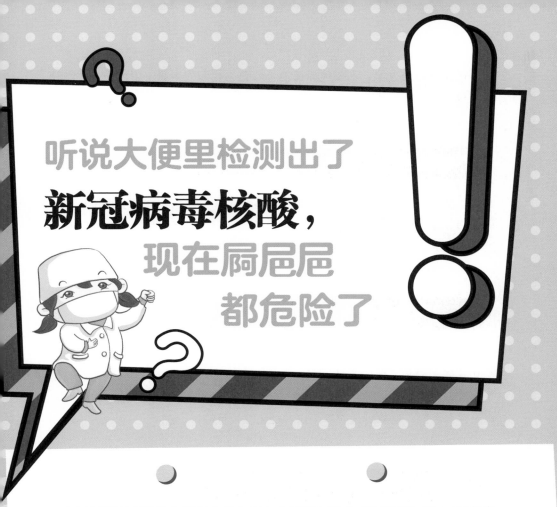

听说大便里检测出了 新冠病毒核酸，现在屙屄屄都危险了

自打新冠病毒以排山倒海之势向广大人民群众袭来，"家里蹲"、戴上口罩"家里蹲"、戴上口罩关上门窗"家里蹲"和戴上口罩关上门窗且尽量不与外人打照面"家里蹲"的观念已经不同程度地在大家的心头生根发芽。然而，这些还远远不够，坏消息就像成都二月间的小雪让人猝不及防。

2020年1月31号及2月1号，国内外媒体前后报道了在新冠肺炎确诊患者的屄屄里检测出了病毒核酸。看到消息后，大家都毛焦火辣（感到焦虑），口罩必须戴得巴巴适适，亲朋好友也暂时"绝交"了。

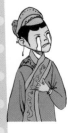

新冠病毒是不是可以通过粪便传播哦？嘴巴吃进去的病毒真的要跑到屄屄里面去吗？是不是不能共用厕所呢？只要跟确诊患者共用同一下水道的厕所都要遭感染？饮用水得不得遭污染哦……一时间，关于屄屄的灵魂拷问史无前例地多。

这儿就要劝大家，不要惊抓抓地干着急。我们先来看一下屁屁头检测出了病毒核酸究竟意味着啥子。

屁屁头检测出病毒核酸是啥子意思？

目前，专家正在努力分离病毒，也就是说，检测出核酸和分离出病毒是两码子事。核酸是病毒的序列，检测出核酸阳性只能说屁屁里可能存在活病毒，要是真的分离出病毒，那也只能说明它确实可能在屁屁里存在。

新冠病毒得不得经过屁屁传播？

《新型冠状病毒肺炎最新治疗方案（第六版）》指出，呼吸道飞沫传播和密切接触传播是主要的传播途径。在相对密闭的环境中，长时间暴露于高浓度气溶胶，存在经气溶胶传播的可能。钟南山院士及《柳叶刀》杂志也强调屁屁传染存在可能，也就是说粪口传播的可能性是有的。

屁屁里的新冠病毒是吃进去的吗？

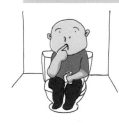

屁屁里检测出新冠病毒意味着肠道里存在感染。但病毒的来源可能来自两方面：①从肺部转移过来；②接触到患者屁屁里的病毒没及时洗手，又穷老饿瞎（着急）地抓了东西吃，从而导致病毒入口。

是不是不能去公共厕所了？

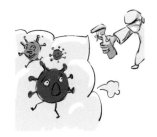

一人承包一个厕所太难以实现了，况且难免要在公共厕所解决燃眉之急。由于新冠病毒对含氯消毒剂等不耐受，严格清洁消毒的公共厕所是可以放心使用的。同时，新冠病毒对 75% 的酒精也不耐受，使用公用马桶前可以用酒精棉片对马桶圈进行擦拭，最重要的是厕完屁屁后要及时冲水，及时清洗双手。

跟确诊患者共用同一下水道的马桶咋个办？

厕所下水道有反水、漏水的情况不能排除传播病毒的可能，因此要加强马桶的密闭性，加强消毒，保持下水道通畅，冲水的时候一定要把马桶盖盖上。

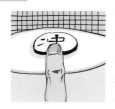

饮用水得不得遭屁屁污染？

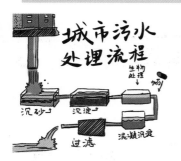

居民屋头的下水道分为生活污水管和粪水管。生活污水管网送到污水处理厂。粪水管一般先排到小区的化粪池里头，通过无害化处理后，粪液排入污水管网，因此不会污染饮用水。

总而言之，屁屁里检测出病毒核酸，不能排除有活病毒的存在，因此也不能否定存在经粪口传播的

可能。我们可以做的就是保持下水道通畅，加强厕所的清洁、消毒，养成厕屁屁后清洗双手的好习惯。

（曹金秋）

参考文献

[1]Holshue M L, DeBolt C, Lindquist S, et al. First case of 2019 novel coronavirus in the United States[J]. New England Journal of Medicine, 2020.

[2] 国家卫生健康委员会疾病预防控制局，中国疾病预防控制中心．新型冠状病毒感染的诊疗方案（试行第七版）[Z]. 2020-03-04.

防护篇

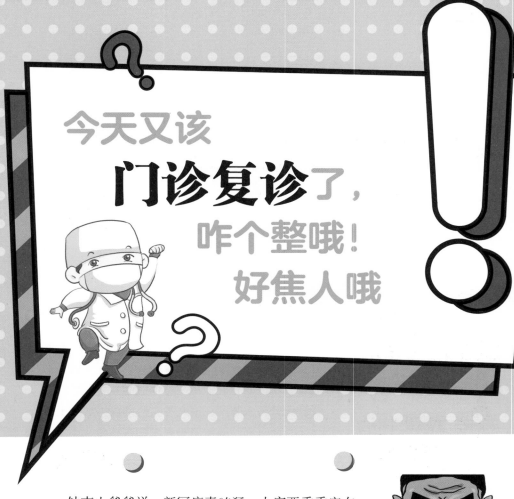

今天又该
门诊复诊了，
咋个整哦！
好焦人哦

钟南山爷爷说，新冠病毒凶猛，大家要乖乖宅在家里，不要出门添乱。但是，今天又该门诊复诊了，去还是不去？简直就是生死抉择啊！

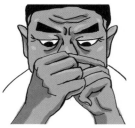

其实大家也不要太紧张。来，来，来，下面给大家解惑。去门诊又不是上山打老虎，哪有那么吓人！我们要在战略上藐视病毒，战术上重视病毒！没错，复诊是必须去的，但是防护也是要做好的。

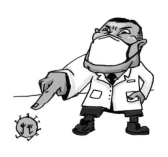

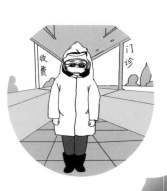

首先，各大医院都可以网上看诊，如果不是必须现场就诊，蹲到屋头也可以看病嘛，巴适得很！

问题是有些人莫法网上就诊，必须要去门诊现场看病，又咋个整呢？

大家也莫慌，我们来帮你梳理一下。

（1）你先搞清楚自己的需求，优先选择离家近、患者少的医院；确定好医院，提前网上预约挂号，尽量不要现场挂号。不打堆堆，感染风险小！

（2）看病又不需要扎起（撑腰），能不要家属陪就不要，实在要，一个陪护足已。复诊前先扪心自问，你和你的家属跟新冠肺炎有没得啥子牵扯。如果有，那就要去定点医院的专科门诊看诊哈！

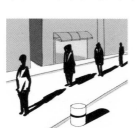

（3）去之前我们先把医院目前的情况搞清楚，也就是了解就诊医院官网的相关信息，比方说，门诊患者入口位置、就诊室的位置、就诊的流程，提前把自己这次就诊需要解决的问题理清楚，尽量缩短在医院的时间。

（4）到了门诊看病，诊室又在楼上，坐电梯咋整呢？肯定首选手扶电梯，等的时候，还要注意和周围的人保持1米以上的间距。

（5）对了，重点来了，我们看病要咋个"武装"呢？戴口罩是肯定的，医用外科口罩就可以了，实在没有，医用口罩也可以！更重要的是一定要佩戴正确，大家都晓得这个病毒可以"飞"（飞沫传播），你戴的口罩鼻子都罩不到，

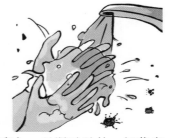

病毒怕是要飞进去哦！你那个手热和（暖和），又湿哒哒的，细菌病毒最喜欢了，所以说很多病菌的传播都是手惹的祸，而不是月亮犯的错。因此，千万不要忘记洗手！如果不能随时洗手，可以随身携带含酒精的免洗手消毒液，对手进行消毒，也可以戴手套，把你的手保护起来，减少手污染的机会。你是不是又要说找不到医用手套，其实普通手套就可以。千万不要以为注意了手部卫生，戴了手套，就安全得很了，

主要还是不要用手东摸西摸，尤其是抠鼻子、揉眼睛（避免接触口、鼻、眼）。

（6）看完病你以为就完了哇！错了，走拢屋（回到家），立即洗手，还要洗头、洗澡，把衣服裤子换洗了，免得细菌病毒跟着你回家。

总结一哈，新冠病毒的传播途径主要是呼吸道飞沫传播和接触传播，在相对封闭的环境中，长时间暴露于高浓度气溶胶情况下存在经气溶胶传播的可能。看不懂哇！大概意思就是这个病毒会随到鼻涕、口水到处飞，还会沾到各种东西上，所以说尽量不要让它沾到就对了。

新冠不可怕，只要防护好；
复诊别恐惧，生活更美好！

（刘维）

参考文献

[1] 国家卫生健康委办公厅 . 关于加强疫情期间医疗服务管理 满足群众基本就医需求的通知 [EB/OL]. 2020-02-17，2020-02-27.

[2] 国家卫生健康委员会疾病预防控制局，中国疾病预防控制中心 . 新型冠状病毒感染的诊疗方案（试行第七版）[Z]. 2020-03-04.

[3] 中华人民共和国卫生部 . 医院隔离技术规范 [S]. WS/T311-2009. 2009.

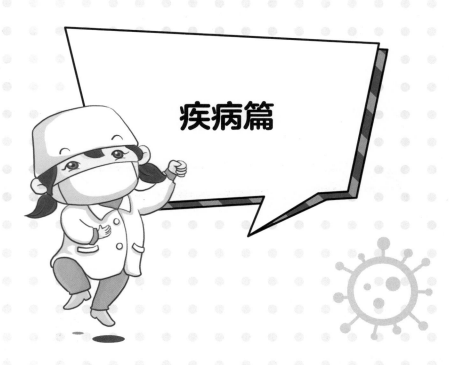

疾病篇

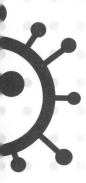

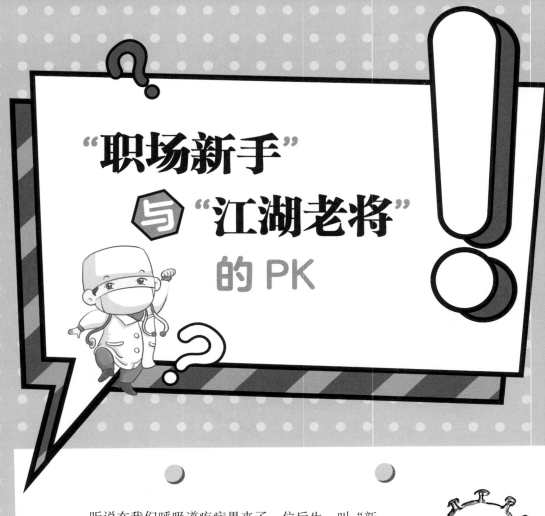

"职场新手"与"江湖老将"的 PK

听说在我们呼吸道疾病界来了一位后生，叫"新冠肺炎"，从 2019 年 12 月首次登场到现在，传播性、破坏性、战斗力都超强，短短数月时间就已经遍布全国多地，惹得全国 8 万多人被感染，以至于大家都把精力用来跟它斗智斗勇了。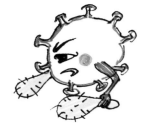

听到这个消息，说实话面对如此强大的"职场新手"，我很担心自己的"江湖地位"不保，深害怕自己被这股后浪"拍死"在沙滩上。但是也庆幸此时此刻大家的眼里、心里就只有新冠病毒这个家伙，这样，我就有大把的时间钻空子、抢先机，重新光复，"繁荣昌盛"了！

"你问我是哪个？"

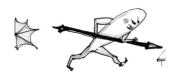 我就是那个可以追溯到新石器时代，人类历史上最古老疾病之一的结核病！这么多年来，作为呼吸道传播疾病，我凭借自己的能力，在呼吸道疾病

界创下了诸多战绩，不管是文豪鲁迅还是才女萧红，不管是葬花的黛玉，还是统帅的周瑜，终究都败于我的阵下。近的来说，仅 2018 年，我就感染了 1 000 万人，124 万人死在我手里，我也因此入围全球十大死因之一。因此，在江湖上，我可是一个虐人无数的"老将"了。只是近年来大家对我的关注度越来越高，对我的防控措施也越来越严，弄得我心坎儿发紧。

好在新冠肺炎这个职场新手出场一这一闹，给了我大口喘气的机会。很多人被我给传染了，有发热、脚扒手软、咳咳耸耸症状的都以为是新冠肺炎惹的祸，根本就没联想到我这里来。嚯嚯，有替罪羊的感觉就是爽！

"啥子呢？你说它传染性、破坏性都这么强，像是我的内伙子（兄弟）？问我我跟它哪个更厉害？"

那你简直就是在开玩笑了哈！我和它虽然都属于呼吸道传染疾病，但是我们不一样的地方多得很！对于这一点，"大内密探"早就收集和整理了证据。我跟它哪个的力量更强，下面告诉你。

同为呼吸道传染疾病，但是致病祸首不一样。

结核病有着悠久的历史根源，由于发病早期没得有效的治疗药物，被感染的人面色比较苍白，最终死亡，因此结核病又被人类称为白色瘟疫，也被称为痨病。它主要是由来路分明的结核分枝杆菌感染而致病，属于细菌感染。

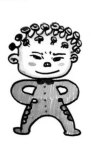

而新冠肺炎起于 2019 年，有着一个洋气的英文名字：COVID-19。它是因感染新型冠状病毒而致病，属于病毒感染，但病毒的来源尚不明确。

虽然危害途径略有相同，但是感染对象有区别。

结核病和新冠肺炎一样，都是以呼吸道为主要传播途径。

结核病患者在吐痰、咳嗽、打喷嚏或大声说话时喷出带结核分枝杆菌的飞沫，将疾病传播给他人，但经消化道、皮肤或胎盘等途径传播已经极为少见了。结核病是个典型的欺软怕硬的家伙，专挑老年人、HIV 感染者、硅沉着病（矽肺）患者、糖尿病患者、长期使用糖皮质激素者、与结核病病史者有接触的人、抵抗力下降的人，以及流动人口如移民、难民等这类免疫力低下的人群下手。

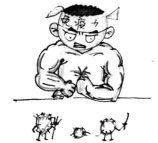

而新冠肺炎除了呼吸道的飞沫传播外，还可以通过密切的接触传播，甚至可以经气溶胶传播，连粪口途径传播也有待进一步研究。至于下手对

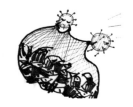

象，那新冠病毒是典型的"初生牛犊不怕虎""天大地大，老虎的屁股都要去摸一下"的性格，不懂老少尊卑，不管胖瘦高矮，不顾男女有别，只要你给它机会，它必定毫不客气地"一网打尽"。

都有潜伏期，但时间不同，危害性也不同。

结核病的潜伏期及传染性大小主要取决于感染结核杆菌的量和毒性大小，感染者的抵抗力和免疫力，接触者暴露于结核感染环境中的时间长短、暴露频率、接触距离。因此被结核杆菌感染，发病时间可以短至数月，也可以长达几年、十几年甚至终生不发病，而且在结核病的潜伏期内一般是没得传染性的。

而新冠肺炎则不一样，目前的研究结果显示其潜伏期是 1 ~ 14 天，多为 3 ~ 7 天。时间短不说，新冠肺炎还在潜伏期就已经具有极强的传播性、传染性。真的像老话说的那样，它的坏是打娘胎里就带出来的。

被感染后的表现有相似之处，但不是完全相同。

结核病感染后，发热是最常见的全身症状，但多数起病缓慢，长期低热，可出现没得胃口，吃不下东西，体重减轻，有盗汗的症状，同时伴有持续咳嗽、咳痰 2 周以上及咯血的呼吸系统症状。随着病情加重可出现高热、胸痛、大咯血甚至全身器官衰竭。

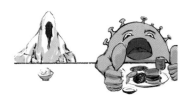

而感染新冠肺炎以后，患者也会有发热、干咳、一身耙的表现，少数患者伴有鼻塞、流清鼻涕、喉咙管儿痛、肌肉痛和屙稀屁屁的症状。情况严

重的患者多在发病一周后出现呼吸困难和/或低氧血症，严重的有可能出现休克、脓毒血症等危及生命的情况。

因疾病基础不同，所以治疗的方式也有区别。

结核病的历史悠久，大家对它的知晓程度高，感染原因也明确，因此经过多年诊治经验总结，以药物治疗为主。目前，国际上通用的抗结核药物有 12 种，

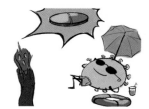

包括一线抗结核药物和二线抗结核药物等。我国《国家基本药物目录》所列结核药物有异烟肼、利福平、链霉素、乙胺丁醇、利福喷汀、吡嗪酰胺、对氨基水杨酸、丙硫异烟胺。结核病的治疗周期较长，一般至少需要持续治疗半年以上。

新冠病毒暴发至今，大家对它的认识仍处于不断地探索中。因此，结合临床经验，其目前的治疗手段主要为抗病毒治疗及对症处理，以减轻患者的病情，促进疾病康复。抗病毒药物主要有 α - 干扰素、洛匹那韦/利托那韦、利巴韦林、磷酸氯喹、阿比多尔。对症治疗主要有退热、止咳、氧疗等。此外，患者保持乐观的心态、增强自身免疫力也可以有效对抗新型冠状病毒，治疗周期比肺结核短很多。

"大内密探"有话说。

听我说了这么多，看起来结核病和新冠肺炎真的有很大区别呐！

重要的是，要明白结核病和新冠肺炎都是呼吸系统的传染疾病，都会影响我们的正常生活，增加经济和心理负担。我们要弄清楚感染了结核病有啥子表现，感染了新冠肺炎又是啥子情况，要咋个做才能预防它们呢？

接下来就跟大家摆一哈预防重点。

疫情来袭，如何自护？

无论是结核杆菌还是新冠病毒，其实它们都怕热、怕酒精，而且还怕紫外线。

我们可以对居家环境采用细菌或病毒敏感的消毒剂进行消毒，保持室内通风。

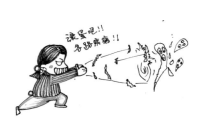

我们应做到规律作息，均衡膳食，适量运动，保持健康，增强免疫力，平时做好手卫生，讲究咳嗽礼仪，佩戴好口罩。

做好自我症状监测，早发现，早治疗，有效隔离。家庭内有结核病患者或者外省返家的人员，最好应单独居住一室。

无论是"职场新手"也好，还是"江湖老将"也罢，我相信，在万众一心的抗疫战线面前，它们根本都算不了什么！让我们从全程做起，科学防护！

（曹金秋　薛秒）

参考文献

[1] 綦迎成，孟桂云．结核病感染控制与护理 [M]．北京：人民军医出版社，2013.

[2] 国家卫生健康委员会疾病预防控制局，中国疾病预防控制中心．新型冠状病毒肺炎诊疗方案（试行第七版）[Z]．2020-03-04.

[3] 王虹．新编结核病防治 300 问 [M]．南京：东南大学出版社，2008.

[4] 李芳，徐勇，郑建礼．现代结核病防治 [M]．山东：山东科学技术出版社，2008.

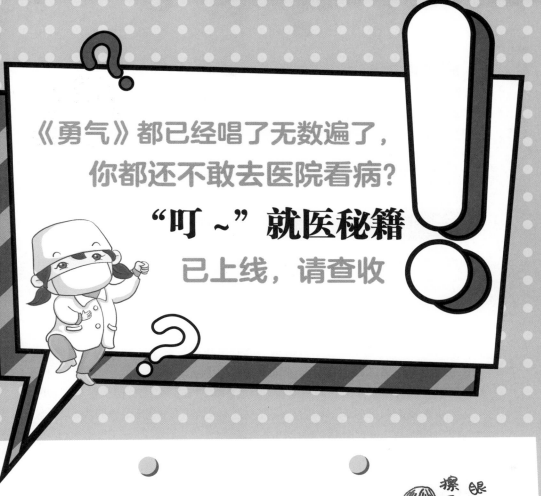

《勇气》都已经唱了无数遍了，你都还不敢去医院看病？

"叮~"就医秘籍
已上线，请查收

新冠病毒来势汹汹的那段时间，大家都自觉响应国家号召，窝在屋头躲病毒，街上硬是难得看到个人影影，这个时候在成都的街头走一走，不管是去玉林路的尽头，还是到华西医院急诊科坝坝头，当真都是空荡荡的了。

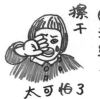

自从回医院上班后，手机真的是响个不停，清早八晨一摁开手机，铺天盖地的消息让人目不暇接。

"幺儿，你王嬢嬢的儿换了肾2个月了，马上该复查了，喊我来问一下你，去医院得不得遭感染哦？该注意些啥子？"

"周老师，我是你老家隔壁小王，我最近动一下就累得心慌，小便也少了，想去你们医院看病，但心头虚火得很，咋办？"

"妹妹，你哥我的药快吃完了！现在新冠病毒这么猖狂，我可不可以过段时间再去开药？"

每天我就不停地回复："不要恐慌，口罩戴巴适，该来看病的还是要来。"我想肯定不止我一个人收到了类似的咨询。大家对新冠病毒的担心肯定也多得很。因此，我决定让"大内密探"针对新冠肺炎疫情期间的就医问题认真跟大家摆谈摆谈。

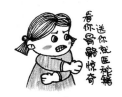

问题1：我的病用不用去医院?

要回答这个问题，那真的要取决于你是啥子病了！

新冠肺炎流行期间，大家出一次门都需要很大的勇气，就更莫说是去医院了，所以往往大家最纠结的就是到底用不用去医院看病。

针对这个纠结的问题，"大内密探"也确实不能一竿子打倒，哪些需要，哪些不需要，但还是建议大家分清疾病的轻重缓急！对于一些外伤、胸痛、昏迷等可能危及生命的情况，就必须毫不犹豫地出门。除此之外，如果大家确实觉得很难判定自己身体出现的不适，那可以选择在线问诊，进行初步排查和诊断。

但毕竟线上门诊时间、精力、条件都还是有限的，所以在你的疾病不能通过在线门诊解决、处理时就必须出门去医院了！

问题2：那出门就医，到底该准备啥子?

其实，只要做好科学防护，新冠病毒就没得那么容易找上你。记住做好以下几点：

1. 轻松的心态

不用紧张，喊你去看病，又不是喊你去上刀山下火海。好的心态对于你出门就医以及疾病诊断都大有帮助。可通过医院官网、电话、咨询病友等方式，提前整理好就诊流程，减少自己的担心，同时也可以缩短后面的就诊时间。

2. 避免过多家属陪同

建议患者单独前往，如果实在需要家属陪同，建议一个人就好，毕竟越少人外出，风险越小。

3. 装备要齐

出门去医院，不管是患者还是家属，口罩是必备的！到一般门诊就诊，正确佩戴一次性医用口罩就可以了；如果去发热门诊，那就建议佩戴医用外科口罩。实在没得这些口罩的话，也不要着急，把自己有的口罩戴好，减少去人多的地方，勤洗手。建议随身携带含酒精成分的消毒纸巾或免洗手消毒液。

问题 3：在出行途中，该注意些啥子？

 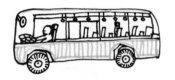

外出就医尽量避免乘坐公共交通工具，最好选择自驾或步行。但是对于家远、路不好走，又没得私家车的朋友们，注意乘坐公共交通工具出行时，记住全程把口罩戴好，尽量隔空或分散坐，减少接触公共物品的次数和部位，可先用消毒纸巾对扶手、座位等区域进行擦拭消毒。保管好交通票据，以备后期防控工作查询所需。

问题 4：去医院就诊有哪些注意事项？

（1）积极配合进行身份核查、体温监测和流行病学调查。

（2）注意个人防护，若就诊楼层矮，建议爬楼梯，如要坐电梯尽量避开人多那趟，按电梯时用纸巾隔开。打喷嚏或咳嗽时，记得用纸巾或者手肘弯弯遮住，之后扔掉纸巾，及时洗手。手摸过检查室门帘、医生白大褂等医院物品后，也要及时洗手。等候排队的时候，要跟别人保持至少

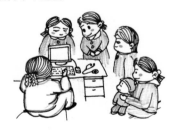

1米以上的距离。不要一窝蜂地把医生围到，看完病后抓紧去缴费、取药、做检查，尽量缩短在医院的时间。

当你走出医院那一刻，你肯定以为结束了提心吊胆的医院一日游，回去就可以安安心心地躺下休息了哇？搞清楚，还没完！回家进屋后，脱鞋、脱外套、摘帽子、摘口罩，马上洗手、洗脸、洗颈项，用75%的医用酒精对门把手、手机、

疾病篇

钥匙、电灯开关等进行擦拭消毒。

总结一下就医秘籍的重点内容：

去次医院，防新冠；

就医秘籍，定心丸。

按时复诊，别恐慌；

春暖花开，人团圆。

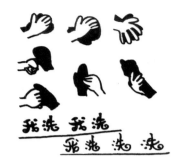

（周美池　刘美成）

参考文献

[1] 中华人民共和国国家卫生健康委员会 . 新型冠状病毒感染的肺炎健康教育手册 [EB/OL]. 2020-02-05, 2020-02-06.

[2] 程南生，沈彬 . 新冠状肺炎疫情防控医学院校护理教育的应急管理 [M]. 成都：四川科学技术出版社，2020.

[3] 关于印发不同人群预防新型冠状病毒感染口罩选择与使用技术指引的通知 [EB/OL]. 2020-02-05, 2020-02-26.

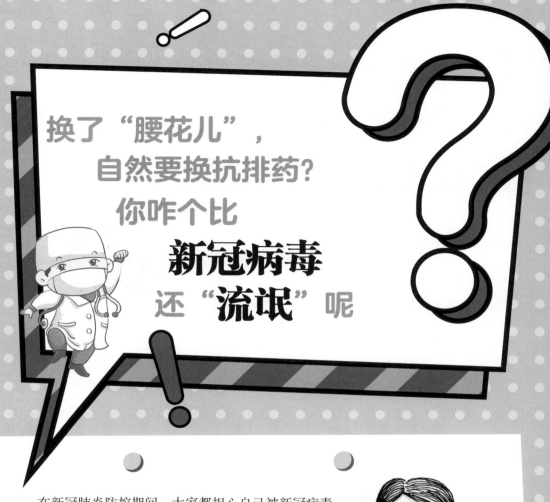

换了"腰花儿"，
自然要换抗排药？
你咋个比
新冠病毒
还"**流氓**"呢

在新冠肺炎防控期间，大家都担心自己被新冠病毒"耍流氓"，最关心的话题永远是"啥子办法可以预防新冠病毒惹到自己？"

除了"戴口罩、勤洗手、少出门"这个总方针以外，被大家最最看好的办法就是——增强免疫力！这个办法对于普通人倒是甚好，但对于一个换了新的"腰花儿"（肾脏）的肾移植术后患者，那简直就是让他（她）陷入了两难！

一方面，新的"腰花儿"需要低免疫来让身体更好地适应，但预防新冠病毒又说需要提高免疫力，这真的是脑壳痛！

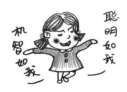

于是有些人就有了换抗排斥药用法的主意，心里想：新冠病毒那么厉害，我还是要适当增加点免疫力才得行，反正现在身体也恢复得差不多了，我每天少吃一颗药，这样就可以慢慢增强免疫力了，而且还可以让手头的药

多吃两天，晚两天再去医院。但是这些人却不晓得，这沾沾自喜的小聪明，可能比新冠病毒都还"流氓"哟！不信？那你就跟到"大内密探"一起去认真地看一看！

你必须要弄清楚抗排斥药的家庭地位。

当一个新的"腰花儿"换到你身上的时候，医生把它跟你的血管、尿管分别连通，这新"腰花儿"就开始慢慢地适应并工作了。但是对于原本的身体来说，新"腰花儿"始终是一个外客，特别是我们身体的免疫系统，更不允许外客进入，不想让它待在这个

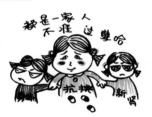

"家"，想方设法地排挤它、赶走它，以至于弄得身体出现各种问题。因此，医生为了避免身体各个系统排斥这个后来的成员，就安排了抗排药进入身体里面。话说这个抗排药也能干，三下五除二地把各个系统安抚得妥妥帖帖，完全就让身体接受了新"腰花儿"，把它当作了自家人，从此家庭和睦，相亲相爱。

看完这个你是不是瞬间就晓得了抗排斥药的家庭地位有好重要了吧。因此，你个人不听医生的招呼，自作主张把抗排药的用法换了，你说你是不是想重新挑起"家庭矛盾"，重新惹得身体出现各种不安宁嘛？

正因为抗排斥药地位重要，所以更要管仔细点。

1. 定时监测药物浓度，发现异常及时处理

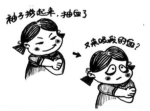

我相信每一个换过"腰花儿"的肾移植患者都晓得，医生交代最多的话就是一定监测好药物浓度，其实就是为了把抗排斥药盯紧一点。因为它的家庭地位实在太重要了，剂量太少，那就镇不住身体各个系统，又要引发"家庭暴乱"；如果剂量太多，它又会让身体的各个系统过分乖巧、安静，忘了自己该干啥子，不该干啥子，最后引发感染、

出血等一系列问题。因此，一定要监测好抗排药的药物浓度，便于医生判断是该加药还是减药。

2. 乖乖的遵医嘱按时吃药

既然医生要喊把抗排药管仔细，那就要听从医生的话，规律吃药。但生活中琐事太多，个人记性不好，难免把吃药这个事给忘记了。下面就给大家附送一个监督吃药"神器"，让妈妈再也不用担心你搞忘吃药了。

这个"神器"就是肾移植患者口服药登记本，用它记录口服药的名字、剂量和服药时间，每天把手机闹钟设置起，吃药后就在本子上面划个勾勾，这样就可以清楚地看到有没有搞忘吃药，再也不怕事多记性不好了。

3. 吃抗排药期间不要再乱吃乱喝了，以免影响药物浓度

比如葡萄柚汁、石榴汁等都会提高药物的浓度，这些就不要喝了。如果拉肚子要吃黄连，应该和抗排药分开吃，因为一起吃会降低药物浓度。

好咯，今天"大内密探"就跟大家聊到这儿了哈。最后把一首打油诗送给大家，祝换了"腰花儿"的朋友们早日康复哟！

抗排药，对时吃，早 8 点，晚 8 点。

记不到？闹钟闹，本本记，莫忘记。

吃几颗？遵医嘱，乱加减，必扯拐（出问题）。

（杨亚莉　谭其玲　刘美成）

参考文献

[1] 叶倩倩，尹桃，伍列林，等．中草药，食物及膳食补充剂对肾移植患者用药及肾功能的影响 [J]．中南药学，2019 (11)：19．

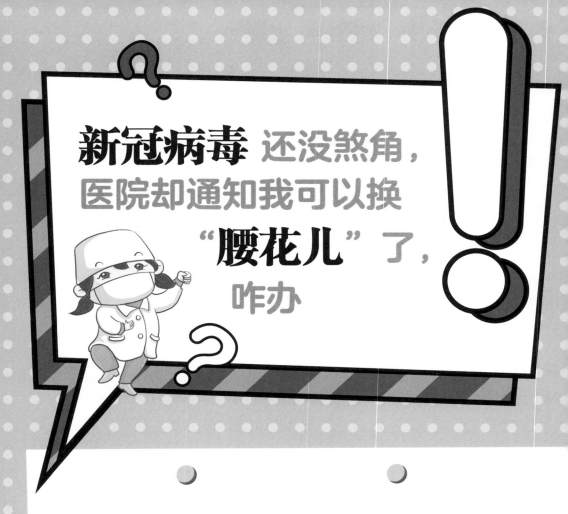

新冠病毒 还没煞角，医院却通知我可以换"腰花儿"了，咋办

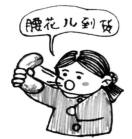

腰花儿到货

说真的，换个"腰花儿"好不容易哟，排了好几年的队，今天终于接到电话，适合我的"腰花儿"到了！喜大普奔，激动得老泪纵横。但是高兴的劲儿没过3秒，心头就被浓浓的担忧给填满了……

"新冠肺炎疫情还没煞角得嘛，我这会儿去医院得不得遭感染哦？"

"要不然等疫情过了再去做手术！但是万一我的"腰花儿"过期了咋办？"

其实根本不用担心这么多，今天就跟到我们的"大内密探"一起去看哈，在新冠病毒横行霸道的这段时间，肾移植病房是咋个让大家安安心心地去医院换"腰花儿"的？

想进病房，需要"过关斩将"。

（1）入院前必须先排除有没得新冠肺炎才能办理入院。至于具体的方法嘛，大内秘籍上已经反复讲过很多遍了，我就不重复了哈。

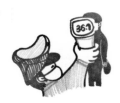

（2）不论是进住院大楼还是进病房，必须要戴口罩、量体温，体温正常才能让你进去，不然你就要被"遣返"回家咯。

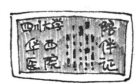

（3）要求只能有一个陪护，术后住监护室的就喊家属暂时莫来了，等出监护室了再来也不晚。从进入住院楼开始一直到病房，都是凭"身份证"（腕带或陪伴证）进入哈。没有"身份证"想去哪里都不行！

（4）疫情期间，也莫喊家属送饭来，更不得让你点外卖，医院食堂大姐会送饭菜到病房门口，味道巴适，安全又营养。

病房里面有"防护绝技"。

（1）进入病房后，所有人依旧要求戴口罩，不要随便摘下来。

（2）病房走廊上放置了2个专门收集医疗废物的黄色垃圾桶，并在旁边配置了速干手消毒液，你戴过的口罩不要了可以丢在黄色垃圾桶里面，记得做好手卫生。

（3）病房每天都要开窗通风，还有消毒机每天对空气进行两盘（次）消毒，保证你吸的每一口空气都是大自然的味道。

（4）常规监测病房里每个人的体温，包括患者、陪护、医生和护士。

（5）病房里面是不准打堆堆摆龙门阵的，如果实在是无聊，病房墙上有科普知识供大家学习，还有这本幽默又实用的大内秘籍值得翻看。

（6）一般医院是不允许住院患者随便外出，有特殊原因要求离开病房，要跟主管医生说明情况，经医生充分评估病情后，如果允许外出，戴好防护用品才能出去，而且要尽可能快去快回。

带你看了肾移植病房的防控措施后，现在可以打消你心里的顾虑了嘛！我们相信，只要做好个人防护和手卫生，保持良好心态，不管是战新冠，还是换"腰花儿"，稳起，我们都能赢！！

（肖开芝　谷波　刘美成）

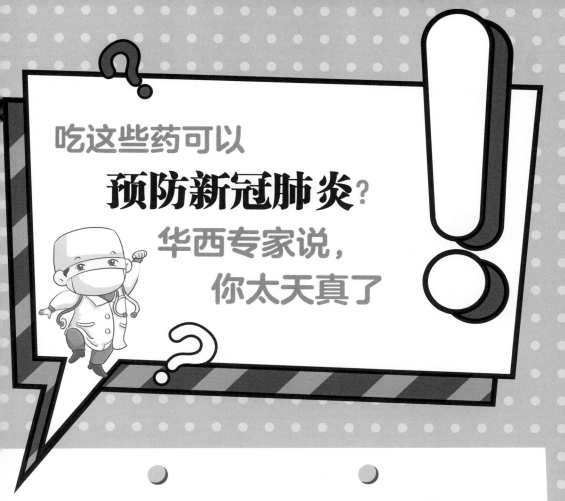

吃这些药可以预防新冠肺炎?

华西专家说，你太天真了

这个春节新冠肺炎疫情暴发，看到天天上升的数据，大家都被这个突然袭击的病毒吓到了，感觉出口气都要遭，买不到药的人心焦得把脚趾拇儿都抓紧咯，这下药物、口罩、消毒液无疑成为最亮的星，难买系数5颗星。

专家说双黄连管用，一秒就抢空。专家说不准出门，你们咋不听招呼喃，只要听到啥子药能预防新冠肺炎，飞叉叉（急匆匆）地从半夜就开始排队。

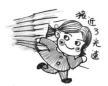

那时各大药房的三精双黄连口服液、连花清瘟胶囊、维生素C、藿香正气液等被抢购一空。下面我们就来看一下2020年最火的几种药到底对新冠肺炎有没得用。

维生素C可以提高免疫力、预防感冒、预防新冠病毒吗？

谣言（×）

（1）你以为感冒了靠吃两片维生素C就好了？维生素C不知道何时成为神药了。

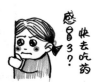

（2）目前还没有临床证明补充维生素C能增加人体抵抗力。因此每天吃两片维C可以增强免疫力的说法是不对的。

（3）还有说维生素C可以预防感冒，其实道理跟服用保健品一样，没得用。真正预防感冒、提高抵抗力的方法只有动起来，睡好瞌睡，少当熬夜冠军，少打堆堆，勤洗手，保持居家清洁和通风，避免接触呼吸道感染的患者，注射流感疫苗。

三精双黄连口服液可以预防新冠肺炎吗？

疑 尚无定论（？）

首先我们要搞醒豁双黄连的成分，主要为金银花、黄芩、连翘，辅料为蔗糖。我们以双黄连口服液为例，体外实验中，双黄连口服液对多种病毒有效，如流感病毒变株、副流感病毒、乙型流感病毒、呼吸道合胞病毒、流行性腮腺炎病毒等，但没有对冠状病毒的有效性数据。另外，需要注意的是，这些都是体外实验，是否能在人体真的见效，钟南山爷爷说了还需要临床试验提供证据。

连花清瘟胶囊可以治疗新冠肺炎吗？

疑 尚无定论（？）

连花清瘟胶囊的主要成分有连翘、金银花、炙麻黄、炒苦杏仁、石膏、板蓝根、绵马贯众、鱼腥草、广藿香、大黄、红景天、薄荷脑、甘草，辅料为淀粉。

其主要作用：清瘟解毒，宣肺泄热，主要用于治疗流感属热毒袭肺证，如发烧或发高烧，肌肉酸痛，鼻子堵起堵起的，流鼻涕，咳咳耸耸，脑壳痛，喉吼管儿痛等。

中药使用后显示能减少病毒进入细胞，减轻炎症症状，这可以给中药使用提供一些证据。2020年2月19日发布的《新型冠状病毒感染的肺炎诊疗方案（试行第六版）》中推荐：在医学观察期，如果有乏力伴发烧者可以选择连花清瘟胶囊治疗。至于能否治疗新冠肺炎还需进一步研究求证。

藿香正气类药物可预防新冠肺炎吗？

疑 尚无定论（？）

藿香正气类药物的主要成分包括苍术、陈皮、厚朴（姜制）、白芷等。

老百姓说藿香正气口服液是万能的，感冒来一瓶，中暑来一瓶，拉肚子来一瓶，晕车来一瓶……藿香正气类药物常用于夏季，主要用于治疗中暑、呕吐、拉肚子等。2020年2月19日发布的《新型冠状病毒感染的肺炎诊疗方案（试行第四版）》中推荐：在医学观察期，如果有乏力伴胃肠不适者可以选择藿香正气类药物治疗。

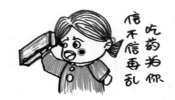

看完这些之后，请自行脑补一下，如果光靠吃这些药就能预防新冠肺炎，那洛匹那韦、疫苗研究出来爪子呢？使用药物都是有相应指征的，哪个给你说的想用就用！

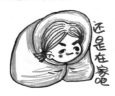

敲黑板！最有效的预防措施就是不出门、"家里蹲"。这个春节让多少人完成了厨师梦，啥子炸油条、做凉皮、烤蛋糕、包包子……病毒消失后我们还可以改行去当厨师。

（曾秋月　李欢）

疾病篇

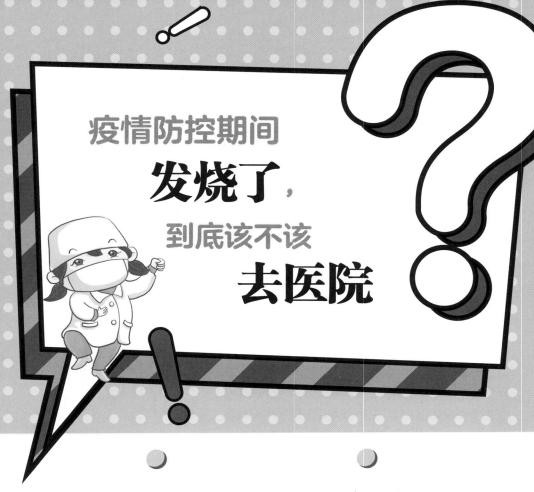

疫情防控期间
发烧了，
到底该不该
去医院

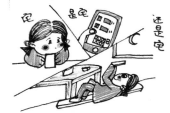

2020年这个春节大家过得并不安生，由于新冠肺炎的发生，"宅"成了大家安身立命的不二法则。于是乎，除了睡瞌睡，拿起手机刷各种关于新冠肺炎的知识及报道成了你我他的日常行为。

尽管大家老老实实在家窝起，不走亲不串友，尽一切可能将病毒拒之门外，但很多人仍像一根紧绷的弦，身体但凡有点不适，如一个喷嚏、一声咳嗽，便开始疑神疑鬼，更莫说一不小心发现自己发烧了，魂都吓飞了。

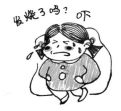

那么问题来了，在这疫情既紧张又敏感的阶段，领导、家长和社区居民委员会的工作人员天天嘴巴说干了都在喊少出门，不要去人多的地方，那发现自己发烧了究竟该咋个办？要不要去医院看病呢？

有些人说："当然该去，必须去，不然你就是遗留在人间的一颗毒瘤！你看新闻报道了好多案例，一个人明明有症状了还一天到处乱逛，导致几十个人遭隔离，简直就是道德败坏，没得公德心哦。况且你晓得不，瞒报是犯法的哦。现在国家政策那么好，医疗条件那么先进，你去了医院，还怕啥子嘛，不要耽误了疾病的最佳治疗时机。"

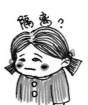

也有人说："不需要哦。不是每一种发热都叫新冠肺炎。你遭新冠病毒感染，那多半会发烧。但你发烧，可未必是得了新冠肺炎。"看官些，脑壳搅昏（弄糊涂）没有？现在冬春季本来就是普通感冒和流行性感冒的高发季节，一年到头连个感冒都不得的人怕是少得很。平时我们发烧，正常情况下应该是第一时间喝热水，多休息，看看是不是感冒，病情加重了才会去医院。但是在恐慌之下，有很多人不管三七二十一，只要发烧了就去医院。你想，要是数十万普通发烧患者都涌进医院，医疗系统肯定不堪重负。耽误真正感染者被收治也就算了，更恼火的是这种打堆堆的行为极其有利于病毒的扩散和传播，导致加重交叉感染。

真的是公说公有理，婆说婆有理哦，但是仔细研究一下，你就会发现这两种说法都是片面之说。那么，今天我们就来摆一哈，突然发烧了，究竟该不该去医院排队看病？

当突然发现自己的体温高于正常温度，少数人马上开始六神无主、号啕大哭，但是绝大多数人还是会觉得自己应该只是得了小感冒。但是，我们不要"你觉得"，我们要"专家觉得"你是感冒才行哦。

首先，我们教大家咋个简单区分普通感冒与新冠肺炎。

我们可以通过感染症状的不同来识别，普通感冒没得呼吸困难和急促，而新冠肺炎往往呼吸频率加快，甚至呼吸困难。普通感冒一般情况下咳嗽出现的时间比较晚，而新冠肺炎的咳嗽症状严重，以干咳为主，伴有痰音、喘息，影响睡眠。最重要的是普通感冒发烧一般在 48 ~ 72 小时后体温恢复正常，退烧药物效果较好，而新冠肺炎发烧则高热持续 72 小时以上。

其次，判断自己是得感冒还是感染新冠病毒时，流行病学史很重要，其中武汉疫区史是关键。

专家说，筛查新冠肺炎疑似病例时，通常考虑以下三种流行病学史：曾接触过来自武汉市或湖北省其他地区的发热或有呼吸道症状的患者；发病前 14 天内曾去过武汉市或湖北省其他地区；曾有聚集性发病的现象，即聚餐、开会、走亲访友等聚集性活动的参与者中出现过疑似或确诊病例（看嘛，论宅在家里睡瞌睡的重要性，妈妈唠叨时你再也不用担心为自己懒找不到借口了）。流行病学史结合相应的临床症状是医生们在筛查疑似新冠肺炎病例时的主要手段之一，如没得上述流行病学史，出现轻度咳嗽、发热等症状时通常不得首先考虑是新冠肺炎。

结合以上情况，觉得自己只是普通感冒，身体处于低热状态即体温 37.8 摄氏度以下，咳嗽较轻能忍受，则可在家隔离观察，多喝温热水，对症服用连花清瘟胶囊、感冒清热冲剂等中成药进行自我恢复和观察。还是那句话——不要到处乱逛（重要的话说三遍都不够）……若身体处于低热状态超过 3 天，或者居家观察期间病情加重，应立即就医。

最后又有人问了，我们前面说的一大篇所针对的是普通大众，人家钟南山院士都说了，免疫力才是对抗病毒的法宝，当前疫情下，对于本来就抵抗力低下的孕妇、小孩、老人等人群，啥子情况下该去医院呢？

我们来单独摆一哈特殊人群发烧该不该去医院。

1. 孕妇发热或者有呼吸道症状，该短期观察还是立刻就诊？

如果 14 天内有疫区或者患者接触史，体温超过 37.3 摄氏度，伴有咳嗽、乏力等症状，应该及时就诊；如果 14 天内有疫区或者患者接触史，体温虽然正常，但有呼吸短促、胸闷或者指氧饱和度下降，应该及时就诊；没有疫区或患者接触史，体温超过 38 摄氏度，也应该及时就诊；伴有产科因素（宫缩、出血或其他因素），如果医疗资源比较充足，可以积极就诊。

2. 娃娃发烧、咳嗽，要不要去医院？

如果孩子精神状态比较好，建议根据情况暂时在家观察，对症缓解。

针对发烧：3 个月以下的宝宝，直接去医院；3 个月以后的宝宝，可以遵医嘱服用退烧药对乙酰氨基酚；6 个月以上的孩子可以遵医嘱服用布洛芬。

针对咳嗽：建议不要给孩子吃止咳药；1 岁以下的宝宝要保证奶水或水的充足；1 岁以后的孩子可以在睡前吃一小勺蜂蜜来缓解咳嗽。

总之，一切不要胡乱整，要安全有效，在医生指导下进行。

3. 老人有点感冒的症状，要不要马上送医院？

建议去医院，但还是先看各人的基础情况。老年人本来免疫力较低下，尤其是有心、脑、肝、肾等基础疾病的老人，如果出现持续发烧以及感觉有明显的气短、乏力症状，建议及时就医。

这场突如其来的疫情波及我们每一个人，很多人此刻正承受着痛苦与焦虑，很多医务人员正舍身忘家为我们在前线奋战，但越是恐慌，越要冷静。科学就医也是自我防护的重要一环。相信我们一定能打赢这场战役！春已到，花已开，离我们在花丛中开怀大笑的时候已不远！

（胡思靓　李欢）

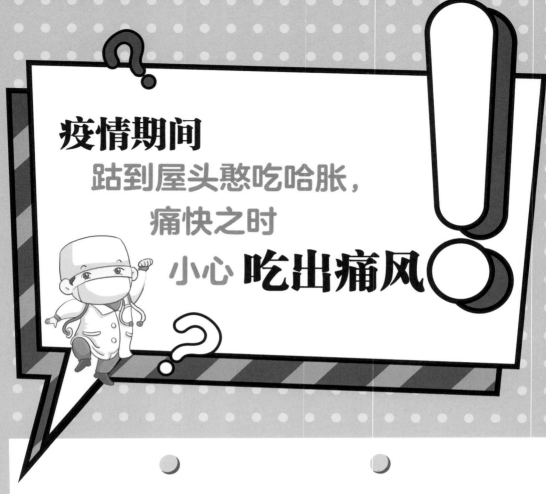

疫情期间
跍到屋头憨吃哈胀，
痛快之时
小心 吃出痛风

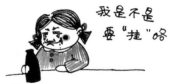

我是不是要"挂"咯

    自从新冠肺炎疫情暴发以来，口红、包包、漂亮的衣服纷纷给大家说再见了，每天脸也不想洗，头发也不梳，出个门连衣服都懒得换，但是有一件民生大事，那就是"今天又整啥子花样来吃哟？"最近抖音上流行做凉皮大赛、蒸包子大赛、电饭锅做蛋糕大赛……作为一个地地道道的四川吃货，那必须要炫耀一下火锅。既然外面饭店的美食吃不到，那就在屋头个人整，再来一瓶啤酒，每天的生活就是吃了睡，睡了吃，一个字，爽！结果连吃二十几天后，白天肚子痛，晚上克膝头儿、手指拇儿、螺丝拐拐（脚踝）痛。

    经过医院官方科学解惑，原来这就是痛风。有人曾形象地描述，"所谓痛风，发作时如吹动头发丝丝的风吹过也觉得痛得脚趾拇儿尖尖（脚趾头）都抓紧了"。历史上有很多将相帝王都曾患过痛风，因此痛风又称为"帝王病"。那痛风到底是个啥子鬼？莫慌，我们一起来学习哈。

啥子叫痛风？哪些人容易得通风？

先听一下专业的解释：痛风又称为高尿酸血症、嘌呤代谢障碍，属于关节炎的一种，是一种由于嘌呤生物合成代谢增加，尿酸产生过多或因尿酸排泄不良而导致血中尿酸升高，尿酸盐结晶沉积在关节滑膜、滑囊、软骨及其他组织中引起的反复发作性炎性疾病。听完是不是有点儿打脑壳（晕）。其实说白了，痛风大部分是胡吃海喝弄出来的。哪些人又容易得痛风呢？

（1）60岁以上的老年人、肥胖的中年男性及绝经期后的女性。
（2）高血压、动脉硬化、冠心病、脑血管（如脑梗死、脑出血）患者。
（3）糖尿病（主要是Ⅱ型糖尿病）患者。
（4）肾结石，尤其是多发性肾结石及双侧肾结石的患者。
（5）有痛风家族史的成员。
（6）长期嗜肉类并有饮酒习惯的人。这一条肯定很多人中招。

看到这里你是不是吓得脚软，感觉自己要遭起了。哎呀，没得那么凶，我们继续往下学习。

得了痛风有哪些症状？

1. 急性发作期的痛风症状

痛风的发作时间非常讨厌，通常是下半夜。这个阶段的痛风症状主要表现为螺丝拐拐或脚趾拇儿、手臂、手指关节处疼痛、肿胀、发红，伴有剧烈疼痛。

2. 间歇期的痛风症状

这个阶段的痛风症状主要表现是血尿酸浓度偏高。所谓间歇期是指痛风两次发作的间歇期，一般为几个月至一年。如果没有采用降尿酸的方法，发作会频繁，痛感会加重，病程会延长。

3. 慢性期的痛风症状

这个阶段的痛风症状主要表现是存在痛风石、慢性关节炎尿酸结石和痛风性肾炎及并发症。此时痛风发作频繁，部分身体部位开始出现痛风石，随着时间的延长痛风石逐步变大。是不是已经吓得打抖抖（哆嗦）了？

疾病篇

经调查证明，吃一次火锅比吃一顿正餐摄入的嘌呤高 10 倍甚至数十倍。一瓶啤酒可使尿酸升高 1 倍。那应该咋个办？我可不想以后脚趾拇儿和手指拇儿长包包（肿块）。

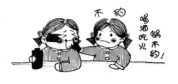

那咋个吃呢？

小时候吃饭家长经常教育说"坐有坐相，吃有吃相"，现在长大了不仅要有吃相，还要有吃法。哎，我太难了！但为了预防和控制痛风，拼了！

1. 控制总热能摄入

控制每天总热能的摄入，不能超过 1 600 千卡，少吃碳水化合物、蔗糖、蜂蜜，因为它们的果糖含量很高，会加速尿酸形成。

2. 限制蛋白质摄入

多选用牛奶、奶酪、脱脂奶粉和蛋类，它们所含嘌呤少，特别是低脂牛奶，可以降低尿酸水平；尽量少吃肉类、禽类及豆制品。

3. 限制嘌呤摄入

动物性食品中嘌呤含量较多。要避免或禁食动物内脏、虾蟹、海藻类、鱼类、蛤类以及浓肉汤等高嘌呤类食物。

4. 多吃碱性食品

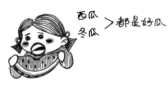

蔬菜（如土豆）和水果（如青梅、柠檬等）可以降低血和尿液的酸度。西瓜和冬瓜是碱性食品,对痛风患者有利，因为碱性食物可促进尿酸排泄，保护肾脏，提倡食用。

5. 多饮水

平时应多喝白开水，每天应饮水至少 2 000 毫升。不要喝浓茶，浓茶容易引起痛风发作等。

6. 减少脂肪摄入

少吃脂肪含量较高的食物，因为脂肪可减少尿酸排出。

7. 限制盐的摄入

吃盐量每天应该限制在 2 ~ 5 克以内（大概就是一个啤酒瓶瓶盖的量）。

8. 避免饮酒

酒精具有抑制尿酸排泄作用，应避免饮酒。

9. 少吃辣椒等调料

辣椒、胡椒、花椒、生姜等调料均能兴奋自主神经，诱使痛风发作，应尽量少吃。

10. 忌吃火锅

因为火锅主要的原料是动物内脏、虾、贝类等，再来一瓶啤酒的话，简直就是火上浇油。

看了这么多，是不是不得不感叹，吃是一门学问！

管好自己，预防复发

痛风没得大家说得那么吓人，它不是妖魔鬼怪。大家跟我一起念下面的十二字原则：管住嘴，迈开腿，减体重，多饮水。

（刘美成）

疾病篇

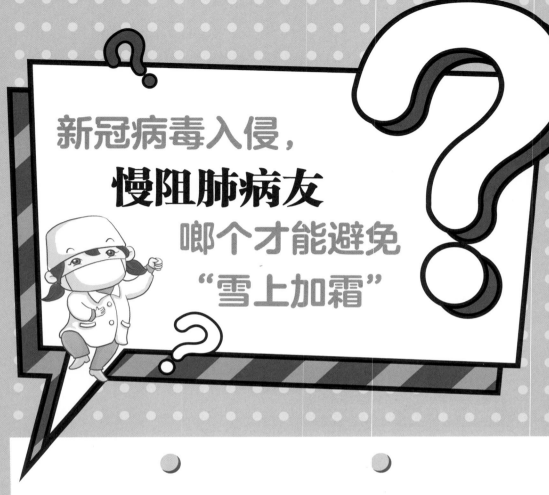

新冠病毒入侵，慢阻肺病友嘭个才能避免"雪上加霜"

新冠病毒入侵的第一天，你会觉得没得啥子。

新冠病毒入侵的第二天，你觉得情况有点不对头了。

新冠病毒入侵的第三天，你觉得事情比较严重了，马上给老辈子些（老人们）做宣传，全家老少一起行动，抗击新冠病毒！紧接到也开始讲起了各种防控新冠肺炎的知识。自从给老辈子些讲了钟南山爷爷研究团队发布的《关于老年人新型冠状病毒肺炎的防范指引》后，屋头的老年朋友些还是很听话，暂时告别了坝坝舞，天天在屋头踮起。如果非要出门买菜，不仅要把口罩戴好，兜兜里还要揣一瓶酒精，一路走一路喷，并且随时给屋头的年轻朋友些敲警钟：

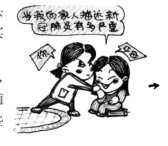

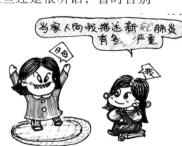

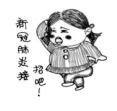

　　"上班路上把口罩戴好，下班赶紧回来，不要在外面乱逛。"

　　"爹进家门先全身喷一下酒精哈，特别是鞋子底。"

　　"回家先换衣服、洗手，不准到处东摸西摸。"

　　"快递盒子喷一下酒精，盒子不要拿进屋头了……"

　　此时，老年朋友些给娃娃们敲警钟并不是一味地啰唆，更是对整个家庭的关爱。《关于老年人新型冠状病毒肺炎的防范指引》里指出了老年朋友免疫功能减弱，并且还合并慢性基础疾病，是感染性疾病的高危人群。老年朋友对本次出现的新冠病毒普遍易感，而且感染后病情较重，已有的死亡病例多为老年朋友和合并基础疾病者。看到这儿是不是觉得妈妈牌的啰唆还是有道理，因为

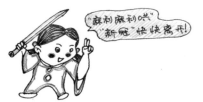

我们每家每户都有老年人，做好防护不仅保护自己，还保护家里的老年人，更是保护整个家庭。那接下来又到敲黑板的时间了，规矩你们懂得起，小本本摸出来认真记下来。

慢阻肺病友为啥子容易感染新冠病毒？

　　既往中国肺部健康研究显示，我国有一个庞大的慢性呼吸系统疾病病友群体，那就是慢性阻塞性肺疾病（简称慢阻肺）患者。慢阻肺患病人数高达 1 亿，60~69 岁的老年朋友慢阻肺患病率达到 21.2%，70 岁以上达到 29.9%。寒冬腊月是慢阻肺患者最容易复发也是最难熬的季节。慢阻肺病友由于身体底子薄，是流行病学中的易感人群，更容易受到新冠病毒入侵，其疾病发展可能也较普通人更为迅速，后果更严重。因此在此次疫情期间，慢阻肺病友要啷个才能避免"雪上加霜"，就成了重中之重。

慢阻肺病友该啷个避免被感染？

1. 避免接触传染源

　　新冠病毒的自然宿主仍未明确，因此需做到：不食用野生动物，特别是吸血鬼（蝙蝠）；接触牲畜后要洗手；去市场买肉的时候不能图相因，一定要买检疫合格的肉；不食用生的或者未煮熟的肉。

新冠病毒感染患者及病毒携带者是主要的传播者，因此治愈或隔离该部分人群是切断新冠病毒传播的有效途径。老年慢阻肺患者要最大限度地减少人员接触，尤其是有湖北等地区接触史或有发热或呼吸道症状的人员。

2. 切断传播途径

新冠病毒致病力强，传染性高。经呼吸道飞沫和密切接触传播是其主要的传播途径，但也有气溶胶传播的可能，因为现在在粪便及尿液中也分离出了新冠病毒，所以也应注意粪便及尿液对环境污染造成的气溶胶或接触传播。因为人们在近距离地说话、打喷嚏、咳嗽时都有可能产生飞沫，所以正确佩戴口罩，不随地吐痰，打喷嚏时遮掩口鼻，这些是减少飞沫传播的可靠途径。保持环境通风，避免去人多聚集的地方，自我隔离，这些均为有效减少空气传播的方法。新冠病毒还可通过接触传播，因此做好手卫生，用七步洗手法正确洗手也是减少病毒传播的有效方法。

3. 慢阻肺病友在疫情期的自我照护

☑ **合理的饮食习惯**

平衡饮食，均衡地摄入热量、蛋白质、维生素等，少食多餐，建议进食容易消化或帮助消化的食品。多吃蔬菜、水果，勤喝水，每天摄入适量的高蛋白类食物，包括鱼、肉、蛋、奶、豆类和坚果，杜绝进食野生动物，拒绝进食腐烂、过期的食品，拒绝进食半熟、生的食品。保证食物种类、来源丰富多样，不偏食，荤素搭配，均衡饮食，充足营养。

☑ **良好的生活习惯**

室内应保持室内流通，定时开窗通风，每日1～2次，每次30～60分钟，并保持室内干燥。保持良好的生活作息，保证充足的睡眠，保持良好的心态；居家可采取打太极拳、做呼吸操等方式增强免疫力，预防病毒感染，切勿自行服用各种感冒药等预防新冠病毒感染。

☑ **积极治疗**

按时、规律、规范服用药物，做好相关疾病的预防治疗。病情变化及时就医，正确描述病情，不要病急乱投医。

☑ **谢绝所有访客**

谢绝疫情流行地区及周边地区的亲朋好友来访做客，不串门，不聚众打牌、下棋。

☑️ **居家消毒**

　　居家环境消毒可选用 84 消毒液、漂白粉或其他含氯消毒剂消毒。

　　只要我们大家不放松警惕，继续为防控努力，过不到好久，等疫情过去了，老年朋友们也就可以轻装上阵，坝坝舞嗨起，模特儿步走起！

（刘美成）

参考文献

[1] 慢性阻塞性肺疾病急性加重（AECOPD）诊治专家组 . 慢性阻塞性肺疾病急性加重（AECOPD）诊治中国专家共识（2017 年更新版）[J]. 国际呼吸杂志 . 2017, 37(14):1041-1057.

新冠肺炎疫情期间，风湿免疫病患者该咋个服药

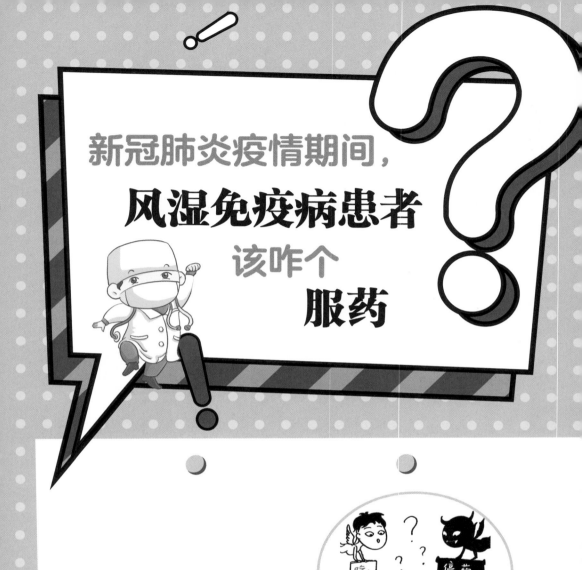

新冠病毒来了，很多风湿免疫病（系统性红斑狼疮、皮肌炎、硬皮病、干燥综合征、强直性脊柱炎、类风湿关节炎、血管炎等）患者惊抓抓地说："吃激素或者免疫抑制剂会导致免疫力低下，现在特殊情况，我们是不是应该把这些药停了呢？"

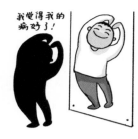

今天就和大家来摆一哈新冠病毒流行的当下，风湿免疫病患者该如何应对?

很多老病号都晓得，从开始吃药到病情稳定，往往需要很长一段时间。而风湿免疫病患者用药都是慢慢减量，至于能不能完全停药，还需要结合病情和个人治疗反应来决定。如果自己觉得病情稳定就把药停了，几乎 100% 会导致病情复发。到时候病毒没把你打倒，自己先把自己整趴下了。下面我们来看一下风湿免疫科常用的几类药物。

糖皮质激素

其具有抗炎、抗过敏及免疫抑制等药理作用，副作用有继发感染、消化道症状、心血管系统症状、类库克综合征等。

免疫抑制剂

其主要功能为抑制机体异常的免疫应答反应，从而达到治疗自身免疫性疾病、抗肿瘤及抗器官移植排斥等目的，副作用主要是骨髓抑制，具有肝、肾毒性等。

生物制剂

生物制剂是一种单克隆抗体，通过基因工程制作而成，可以针对某一靶点进行针对性治疗，具有更高的针对性和靶向性。

重点来了，这些药有那么多副作用，我们是不是该早点把药停了呢? 有这种想法就错了，在长期使用糖皮质激素时，减量过快或突然停用可使原发病复发或加重。到时候需要的激素或免疫抑制剂往往剂量更大，感染风险更高。因此，大家在新冠病毒流行的当下，更不能随意停药或减量。

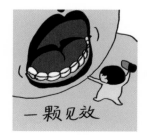

一颗见效

疾病篇

这个春节，不光是患者，大家说起新冠病毒都是焦眉烂眼（愁眉苦脸）的。大家都要注意排解不良情绪。从目前确诊的情况来看，几乎全部都是有过明确的湖北（武汉为主）居住或旅行史，或者接触过感染的患者。换句话说，如果大家没有去过湖北，近期没有在外头瞎晃，未与感染患者接触过，被感染的风险是很小的。按医嘱使用激素、免疫抑制剂及生物制剂等也不会增加感染的概率。

但是，如果出现发热、咳嗽、咳黄痰等症状，可能会停药或者减少某些药物，这时候就应该立即咨询医生，在医生指导下用药。

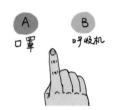

到医院看病时我们一定要戴好口罩，不要用手直接揉眼睛、抠鼻子。排队、挂号、缴费、取药等，可以让家属帮忙，患者可以在相对人少、干净的地方等待，等看医生的时候再出来，减少交叉感染的机会，尽量减少在医院逗留的时间。华西医院也开通了网上看病和邮寄药物等功能，个人打开手机上的华医通 APP 了解哈。

好了，说了那么多，这下晓得该咋个办了嘛。还是那句话：药不能停！相信我们医护人员会为你们保驾护航的。

（叶亚丽　潘璐）

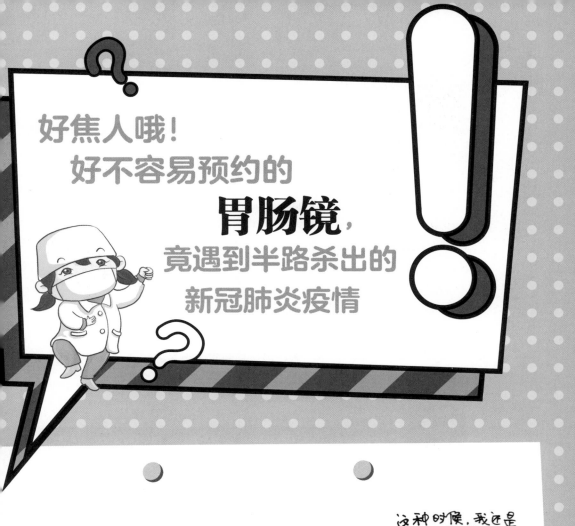

好焦人哦！
好不容易预约的
胃肠镜，
竟遇到半路杀出的
新冠肺炎疫情

"己亥末，庚子春，荆楚大疫，染者数万，众惶恐，举国防，皆闭户，道无车舟，万巷空寂"，在这样的情况下，对于有胃肠不适的患者来说，哪怕是好不容易预约了两三个月的胃肠镜检查排到了，好多人都表示："新冠病毒太可怕，我不敢去！"

说大实话，大家的这种担忧我们完全理解。这段时间，我们的"大内密探"也陆陆续续地电话联系预约了胃肠镜检查的患者，根据大家的关心程度依次总结出以下 3 个问题，接下来我们就一起来摆一哈。

问题一
"医院现在是不是不开门哦，如果我没按时来，钱得不得打水漂哦？"

首先，医院只是在新冠肺炎疫情严重的那段时间对择期的（就是不急、不重、不慌，可以选择处理时间的）内镜诊疗进行了延迟处理，但是急重症的内镜诊疗是 24 小时在线的哦，并且从 2020 年 2 月 10 日起就开始逐渐恢复正常模式了。如果你实在害怕或因其他原因来不了的话，可以随时联系医院改时间或退费。

告诉大家一个好消息，现在的胃肠镜检查可以在网上自己完成预约了，你可以根据号源的情况及时间安排，自己选择检查时间。检查前需要完成检查项目缴费，做无痛内镜检查的患者须完成麻醉门诊访视后才能进行哈。

问题二
"这段时间去医院那儿检查，安全不？得不得感染新冠病毒喔？"

尽管现在我国的新冠疫情已经得到很好的控制，但是目前输入病例仍持续存在，而且现在正值秋冬季节来临，所以还是要严格遵照国家要求执行常态化防控措施。

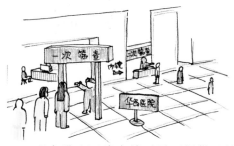

去医院检查前要求进行新型冠状病毒抗体检查。重点来了：如果检查结果为阴性，检查当天带上报告来，我们可以接待你进行内镜检查。如果你的报告结果是阳性，那请立即到医院发热门诊就诊，排除新冠感染后才能到内镜中心来哈！

现在进入医院大楼时需要提供"健康码"，然后测体温，无发热症状就可以持检查单进入医院了。到达内镜中心我们会进行第二次筛查，对家属和患者测体温，填写一张关于你近期的居住史、出行史以及有无发热、咳嗽等症状的调查表，加上"新冠抗体"检查报告，没有异常发现就可以进行内镜检查了。

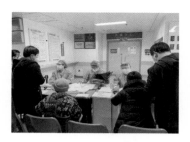

其实，你就是担心内镜会把别个的新冠病毒带到你的身体里头去了嘛？针对这个问题，你简直不要操心！跟到"大内密探"去看一下我们医院是咋个处理这个内镜的。

首先，要跟你科普一哈，75% 的酒精、过氧乙酸、含氯消毒剂是可以杀灭新冠病毒的。根据《软式内镜清洗消毒技术规范》规定，内镜的清洗消毒步骤包括床旁预处理→测漏（密

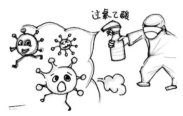

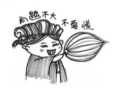

闭性检查）→清洗→漂洗→消毒→末次漂洗→吹干。但是，鉴于新冠病毒的"流氓"特性，我们必须要更严格对待，所以为了彻底地杀灭新冠病毒，我们把流程改进为床旁预处理→过氧乙酸消毒→测漏→清洗→漂洗→过氧乙酸灭菌→末次漂洗→吹干→ 75% 的酒精灌注→再吹干。

晓得了嘛，我们采用了强大的 2 次消毒加 1 次灭菌处理来保障内镜的消毒效果。每条内镜我们需要 50 分钟才能完成整个消毒流程。

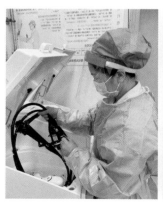
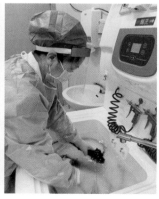

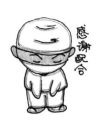

所以，如果你确定近期必须进行胃肠镜诊疗，完全不要再脑壳痛了，可以收起你悬吊吊（不踏实）的小心脏，伸直你打闪闪颤抖的腿杆，怀着对我们充分的信任和配合，拿上3日内的胸部 CT 报告或胶片，由一位家属陪同，戴好口罩，做好防护，来就是！你要问我咋个做好出行防护啊，嫑慌，我们这本秘籍里面啥子都有解析，你慢慢看。

文末，看在大家如此厚爱我们的份上，就给大家送点福利哈。华西内镜微信公众号奉上，这里面有你感兴趣的内镜相关知识哟。相信我，扫描关注，你值得拥有！

（张琼英　谢佳）

参考文献

[1] 中华人民共和国国家卫生和计划生育委员会 . 软式内镜清洗消毒规范 [S]. 2017.

[2] 中华医学会消化内镜学分会 . 在新型冠状病毒肺炎疫情形势下消化内镜中心清洗消毒建议方案 [EB/OL]. 2020-02-09，2020-02-20.

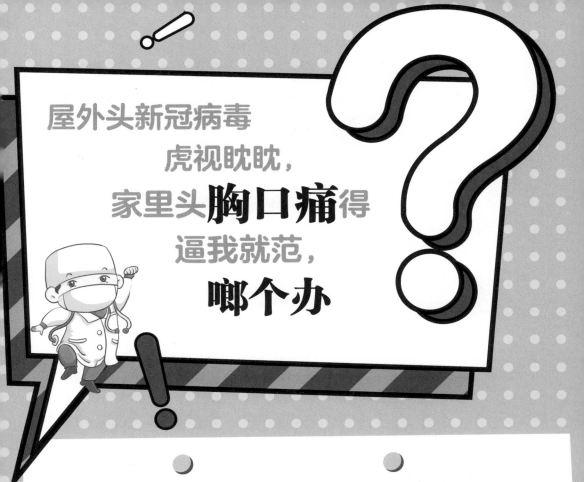

屋外头新冠病毒虎视眈眈，家里头**胸口痛**得逼我就范，**嘟个办**

从 2019 年 12 月在湖北武汉出现新冠病毒感染肺炎病例至今，大家对新冠病毒有了越来越多的认识。这个被江湖号称"流氓病毒"的新冠病毒，每天都虎视眈眈地盯着我们每个人。因此，人人都积极响应国家的号召，全民实行"家里蹲"，宅家不出门，居家不串户，坚决不给"流氓病毒"下手的机会，也终于实现了在家上学、在家办公的"神仙日子"，反正说不出门就坚决不出门！

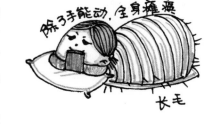

除了手能动，全身瘫痪

长毛

但是，医院最近接到了这样一群患者的电话：

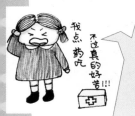

我点药吃

不过真的好苦!!!

甲："医生，我现在觉得胸口有点痛，你给我说说，我可以吃点啥子药就不用去医院了嘛？主要是新冠病毒太吓人了。钟老说莫出门，不要往人多的地方扎堆堆，医院里那么多人，我不得去哈！"

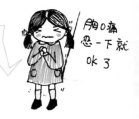

乙："医生，我觉得胸口有点痛，你们医院里安全不安全，我还要忍好久才能出门找你们看一哈呢？说实在话，我快要憋不住了！"

听到这些问题，我们简直哭笑不得！还是奉劝大家把把细细地看一哈，关于胸痛这个问题"大内秘籍"到底是咋个记载的。那么，面对外有新冠病毒，内有胸痛逼迫，我们到底该哪个办？

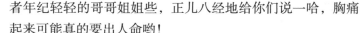

明确告诉大家：胸痛要重视，忍不得！

当然，这里指的胸痛不包括那些因为在家宅得无聊，不能出门逛逛逛，开始在网上买买买，看着钱钱哗哗哗地流而胸坎儿板板痛（胸痛）的哈，毕竟"包"能治百病，"剁手礼"收到的时候胸坎儿（胸口，这里指心中）甚是满意！

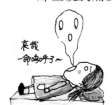

那些说胸痛要在屋头忍一哈，吃点药就算了，坚决不去医院的大爷大妈或者年纪轻轻的哥哥姐姐些，正儿八经地给你们说一哈，胸痛起来可能真的要出人命哟！

胸痛的原因很复杂，有可能是心肌梗死、心绞痛，或者大血管主动脉夹层破裂、气胸、肺栓塞等，这些疾病都可能引起胸痛，如果不重视、不处理的话，很快就要出问题！

那是不是有点胸痛就要去医院呢？

虽说胸痛无比凶险，但是也要学会自我识别胸痛的危险系数。以下是"大内密探"总结的需要高度重视的急性胸痛情况。

（1）有的时候胸口痛一会儿就不痛了，但过几天又痛了，特别是这两天突然胸口痛得遭不住。

（2）本来就胸痛，现在咋个感觉背和肚皮也在痛了，连手指拇儿、大腿都在跟到痛了。

（3）这下痛得有种撕心裂肺的感觉，还不停歇地痛了20多分钟，咋个睡、咋个坐、咋个休息都得不到不缓解。

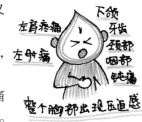

（4）痛得冒虚汗，气都出不赢（呼吸急促），一身炮。

（5）得过高血压、高血脂、糖尿病、冠心病的人出现胸痛。

这里需要特别提醒冠心病引起的胸痛！

☑ **稳定型心绞痛**

　　觉得前胸阵发性的压榨性疼痛或憋闷感觉，有烧灼感，偶伴有濒死的恐惧感觉。疼痛出现后常逐步加重，然后在 3 分钟后逐渐消失，可数天或数星期发作一次，也可一日内多次发作。有时可能会因为吃得太多，看电视太激动等原因导致这种胸痛，如果屋头有硝酸甘油或者速效救心丸，服药后或者休息一会儿可能就缓解了。

☑ **不稳定型心绞痛**

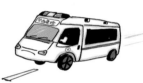

　　疼痛感和稳定型心绞痛一样，但在 1 个月内疼痛发作的频率增加，程度加重，发作时间延长。

☑ **心肌梗死**

　　如果胸痛持续 20 ~ 30 分钟或者更久，剧烈到不能忍受，常感烦躁不安、出汗、恐惧、胸闷或有濒死感，就提示可能发生了心肌梗死。不稳定型心绞痛和急性心肌梗死就不是那么好对付了，这种胸痛就是你在屋头咋个躺都不缓解，反正都是痛，含几片速效救心丸都没得用。这时应该立刻打 120 电话送医院。

专门的绿色通道，解你胸痛燃眉之急。

　　敲黑板，划重点，说三遍！！！如果遇到这种情况，请不要忍，不要拖，马上拨打 120 送医院！医院有专门的胸痛中心绿色通道，会第一时间进行救治，并且在疫情期间，更为了保障心脏危急重症的绿色通道顺畅，医院也积极制定了疫情期间相关政策、流程和制度，昼夜不停地守护急诊介入手术

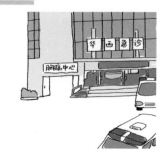

和危急重症患者的生命通道。因此再次强调，如果出现胸痛情况，千万不要在屋头蹲起、躺起了哈，不要怕医院里人多、有病毒，戴好口罩，在一位健康、可以做主的家属陪同下来医院，检查一下到底是什么情况引起胸痛。

最后，希望新冠肺炎疫情之下，大家宅在屋头也一定要保持良好的生活方式，避免胸痛的发生，平平安安地度过这个疫情难关！

（丁杰　杨荀）

参考文献

[1] 中华医学会心血管病分会介入心脏病学组、中国医师协会心血管内科医师分会、血栓防治专业委员会和中华心血管病杂志编辑委员会．稳定性冠心病诊断和治疗指南 [J]. 中华心血管病杂志，2018, 46(9):680-694.

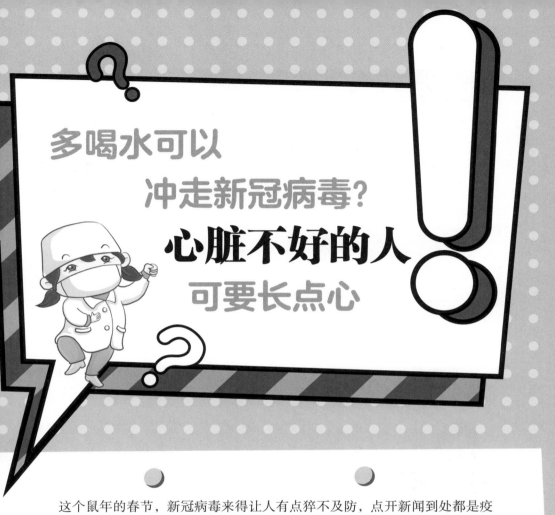

多喝水可以冲走新冠病毒？

心脏不好的人可要长点心

这个鼠年的春节，新冠病毒来得让人有点猝不及防，点开新闻到处都是疫情实时更新情况、医护人员奔赴前线的消息，大家从刚开始的莫来头（没关系）到之后一度的惊风火扯，深害怕一不小心就遭惹起！大家宅在屋头，也还是不忘到处打听可以预防新冠病毒的良方，比方吃双黄连、喝藿香正气水、抹大蒜、熏白醋、盐水漱口、鼻子滴香油……就连抽烟喝酒都跟风成了预防新冠病毒感染的"江湖秘诀"！反正是听说管用，就都要去试一哈！虽然专家也出面辟了谣，但是关于多喝水可以冲走新冠病毒的这个土办法，大家依旧还是深信不疑！反正没事多喝水绝对不得拐（不会错）。那这个方法到底管不管用呢？是不是所有人都适用呢？今天，就跟我们的"大内密探"一探究竟！

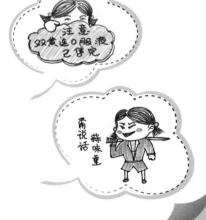

多喝水到底能不能冲走新冠病毒？回答是：不能！

江湖传闻呼吸道、肠道的黏膜上有分泌性 IgA 等保护性抗体，作为机体固有免疫系统抵抗病原体入侵。多喝水能促进口腔、鼻黏膜上的保护性抗体分泌，从而预防病毒感染。听起来好像很有道理，毕竟我们平时感冒都是多喝水就好了，那对于新冠病毒，我们同样也可以多喝水噻。

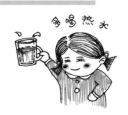

但事实上，目前并没得证据说多喝水能增加黏膜上的保护性抗体产生，况且抗体存在特异性，每种病毒有针对它的特定抗体。针对新冠病毒的抗体，必须在感染新冠病毒后，免疫系统才会开始合成和分泌，而多喝水并不能使免疫系统产生针对新冠病毒的抗体。对于普通人来说，多喝水确实并无大碍，但对于一些特殊人群，比如心脏不好的人，过多地喝水可能会加重病情，加重心衰哦！

要说我豁（骗）你，不信你先看一哈喝水跟心衰的"恩怨情仇"嘛！

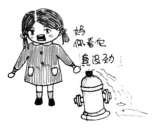

打个比方说，我们的心脏是一个水泵，负责把水随着血液泵到全身每个系统，那么心衰就是这个水泵的发动机动力不足，泵水不得行了。当我们喝水的时候就是好比在给井里灌水，但是由于这个水泵力量不够，不能把井里面多余的水全部泵出来，水在里面越积越多，最后水就漫出来了。我们的身体也是一样的道理，心衰的人水喝多了就只能积聚在体内，排不出去，就会出现我们看到的一些症状：脸好泡（浮肿），脚好肿，走不动路，吃不下东西，感觉就要垮杆（衰落，这里指人快不行了）了一样。

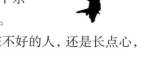

因此，尽管新冠病毒很可怕，喝水不费钱，但是心脏不好的人，还是长点心，不要盲目跟风地给自己灌水了哈！

那这个特殊时期，心衰患者到底该咋个喝水才科学呢？

要慌！首先需要跟大家强调一点，不管什么情况，心衰患者的喝水问题都

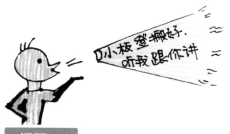

是统一不变的哈！经过前期的调查发现，有心衰问题的患者朋友们比较关心以下几个问题。

问题1：

为啥子要记录好自己喝了多少、尿了多少呢？

回答：

这是为了了解机体的平衡情况，简单说就是观察我们的身体补充了多少水，排出了多少水，这是控制心衰的关键措施之一。容量负荷过重（即身体补充的水大于排出的水，会加重心脏负荷，导致心衰症状加重；容量不足（即身体补充的水少于排出的水）会导致组织灌注不足，引起低血压症状及影响肾脏功能和电解质的平衡（等于脱水）。容量负荷过重的患者需要严格限制饮水量，每天摄入水分不宜超过1 500 ~ 2 000毫升。

问题2：

咋个判断自己的容量负荷是否过重呢？

回答：

当你出现尿少、水肿（首先从双下肢开始）、颈静脉怒张（颈项上的血管青筋暴涨）、夜间阵发性出不赢气（呼吸困难）、平躺不下去的时候，同时医生检查到你的肝脏肿大，那多半就是容量负荷过重了。

问题3：

那咋个又晓得容量不够、脱水了呢？

回答：

如果水喝少了，体内水分丢失得多，你会出现口干、皮肤黏膜干燥、皮肤弹性减退，再严重点就会出现血压低、尿少、一身炟,甚至休克等情况。因此，适量补充水分很有必要！

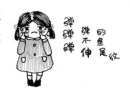

问题4：

水喝多了也不对，少了也不行，心脏不好的人到底哪个掌握这个饮水量嘛?

回答：

"大内密探"请教了经验丰富的专家，他们给出了以下几招，赶快拿笔圈重点哈!

（1）选择一个质量好的电子体重秤称重。为了提高准确性，我们要做好几个固定：固定体重秤、固定时间、固定统一着装、固定空腹。即在每天相同时间，比如说清早起床后，排空大小便，空腹，穿相同重量的衣服，站在同一台体重秤上称重，并记录下当时的实际体重（就是我们说的净重）。

要是三天内体重增长了2千克以上，你要认真估一下自己是不是饮水过多了。因为体重持续、快速地增加是心衰加重的重要表现，这个时候最好赶紧就医，看要不要调整利尿药物的剂量或者饮水量。强调一下，千万不要耍小聪明，自己调整药物剂量哈。

除了称重，还可以用一根软尺量一下你的腹围，这也是监测体重或者水分增长的办法之一。

（2）准确记录出入量。出入量哪个记?拿啥子来记呢?是不是觉得这个有点打脑壳哇?莫慌，先准备一个有刻度的杯子，将每天的喝水量都记录下来。对于食物中含水量的换算，按照下面这个表来折算就对了。至于出量就是统计好一天24小时你排了多少尿就对了。把尿倒在有刻度的容器中，正确、规范地记录。成人一天正常尿量为1 000～2 000毫升。心衰患者可能会出现尿少的情况。因此，记好尿量很重要，千万不要靠估算哈，也不要记为屙了几泡尿（排了几次小便的意思）之类的了!

表1 常见食物含水量表

食物	分量	含水（毫升）	食物	分量	含水（毫升）
米粥	1份（100克）	440	米饭	1份（100克）	140
汤面	1份（100克）	350	馒头	1个（100克）	30

续表

食物	分量	含水（毫升）	食物	分量	含水（毫升）
花卷	1个（100克）	35	包子	1个（100克）	35
煮鸡蛋	1个	30	牛奶	1份	225
豆浆	1份	225	炒青菜	1份	160
蒸鸡蛋	1份	30	青菜炒肉片	1份	180

重点划完，该打总结了哈

喝水这个问题看似简单，但是对于心脏不好的朋友们，真的不能够小瞧了。在新冠病毒肆意流窜的非常时期，更不要盲目跟风，听信江湖传闻，做些不利于我们小心脏的事情哈！

总之，战疫护心需常态，医生的医嘱需牢记，多次、小口管好嘴，心脏健康心欢喜！相信我们定能齐心合力迎来春暖花开人常在！

（张萍　包芸）

参考文献

[1] 尤黎明，吴瑛．内科护理学 [M]．北京：人民卫生出版社，2014．

[2] 中国营养学会．中国居民膳食指南 [M]．北京：人民卫生出版社，2016．

疾病篇

141

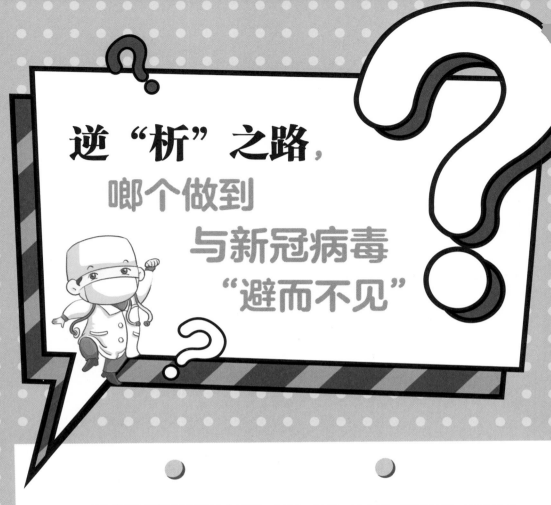

逆"析"之路，
啷个做到
与新冠病毒
"避而不见"

新冠肺炎疫情突袭了这个春节，封城、封路、封小区，闭门居家，宅不出户，所有人都在严格实行"家里蹲"，坚决执行病毒不散不出门的方针路线。唯独有这样一群人，总是隔三岔五地出趟门，甚至有些人还天天都在往外跑！

看到这种情况，大家是不是好气愤？！简直忍不住想打个电话举报他们，有没有？或者说，他们难不成有啥特殊功能可以不用畏惧这个可怕的新冠病毒？

事实上，他们真的是个个都在修炼"绝技"，只是，这个"绝技"并没有让他们减少一丝一毫对新冠病毒的惧怕，反而比起我们，他们更加担心碰到新冠病毒！

是不是很好奇，这个"绝技"到底是啥子？那跟到"大内密探"去好好探一探！

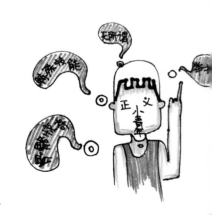

揭秘——
原来他们修炼的"绝技"就是去做血液透析。

经过一番打探才晓得，这些冒着可能惹起新冠病毒的风险往外头跑的人其实是一群"腰花儿"出问题的尿毒症患者。而所谓的修炼的"绝技"，不过就是我们经常听说的血液透析！

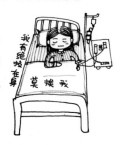

或许你会问："啥子血液透析喔？特殊时期不去透，难不成会要他们的命嗦？"

唉，你要说还真是这样！对于尿毒症患者来说，不去透析，真的是要他们的命！

提到血液透析，作为阅历丰富的各位叔叔嬢嬢、哥哥姐姐些，肯定都晓得它是肾脏出问题的尿毒症患者的一种续命方式。它可以将患者的血液引流至体外循环，通过专门的透析设备进行处理，把血液中多余的水分、毒素及代谢产物过滤透析掉，而我们正常人是用"腰花儿"排毒。

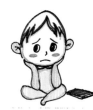

对于一个"腰花儿"正常的人来说，屙尿排毒是件再简单不过的事情，而对于"腰花儿"出问题的尿毒症患者而言，他们大部分人是一滴尿也没得。一个没有尿尿的人，你让他跍在家，不去做透析，那让他那一身无处安放的毒素要哪个排呢？毒素排不出去，引起恶心、呕吐等胃肠道反应，还有皮肤瘙痒、神经肌肉失调及周围多神经病变，最后可能真的就只有等到"毒发身亡"了！

或许你还说："那么凶嗦，那要不就尽量少出门嘛，一周去一次对了嘛！"

"大内密探"可以很负责任地跟你说："要不得！"

目前，国内外有关指南均建议尿毒症患者应接受每周 3 次的血液透析，而且这还是最低治疗剂量，并不是最佳剂量。也就是说每周 3 次外出去修炼"绝技"

仅仅是解决了他们的"温饱"问题，尚未达到"小康"水平。

如果真的因为新冠病毒的原因就趴到屋头，减少血液透析的次数，那体内水分积累过多，就会引起水肿、心衰、电解质紊乱，久而久之造成多器官、多系统功能紊乱等严重后果，最后只有"一命呜呼"！

因此，就算新冠病毒再厉害，比起在家"毒发身亡，一命呜呼"，他们还是只有壮起胆子，瑟瑟发抖地逆行去医院。

"那要喃个才能做到跟新冠病毒'避而不见'呢？"

"大内密探"搜集整理一番后，为广大肾友（肾脏病患者）们精心奉上了以下关于新冠肺炎疫情期间如何安全出门行血液透析，避免碰见新冠病毒的真正"绝技"！

1. 待在家的时候，要对串门的客人说"NO！"

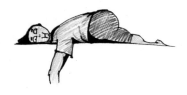

计策千万条，居家第一条，串门不安分，亲人两行泪。拒绝走亲访友，拒绝聚餐，拒绝约会，更要拒绝聚众打麻将哈。毕竟，在这个特殊时候，我们要尽量减少一切可能传播新冠病毒的机会！

2. 减少出门陪同人员

在病情允许的情况下，年轻患者一个人去血液透析就可以了，老年患者以及腿脚不便、视力不好的患者，每次由一位家属陪同前往就可以了。

但要划重点的是，不管是陪同人员还是接受血液透析的患者，如果有发热或是肌肉酸痛、呕吐、腹泻等症状，请一定及时告知医生，以便做好全面排查及防护哈！

3. 简装出发，正确佩戴好口罩

尽可能少携带随身物品，只拿必需的东西，并且回家以后要对所有的随身物品进行消毒。

正确佩戴好口罩，不随意摘下口罩。为安全起见，从出了门开始，不管是坐车，还是做血液透析，都不要摘下口罩。特别是在血液透析室，人员流动量大。鉴于是在关键时期，透析室肯定会做好相关防护，保持室内通风。如果怕风，吹得脑壳痛、脑壳昏，请还要记得出门的时候把小红帽、小围巾带起哈。

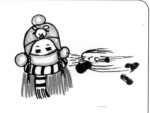

对了，还要提醒大家，请把美味佳肴在家解决了再出门，不要带去透析室吃，其他血透患者眼气（眼红）不说，还会因为进食摘下口罩而增加感染新冠病毒的风险。如果确实透析的时候饿了，可以揣点巧克力、糖果，少量进食。

4. 陪同人员除特殊情况，一律不进入透析室

多一个人聚集就多了一份风险。当患者在进行血液透析时，陪同人员请不要到透析室闲逛，到处瞎拱（钻），东瞧西瞧。

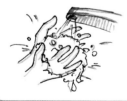

有些人就是喜欢热闹，喜欢到人多的地方，关键是口罩还不把鼻子笼住，这简直就是在给新冠病毒留机会。要晓得透析室一人感染，"全军覆没"，不光是血透患者、家属、医生、护工、保洁员、护士，全部都得回家隔离。光是想一下就脑壳发麻！

你可以乖乖地在人少的地方休息，看集电视剧，玩局游戏，打一会儿手机麻将，既安全又巴适！

5. 透析结束后，请一定要用流动水洗手

透析室人员密集，虽已按要求对空气及物体表面做了消毒，但万一有漏网之鱼呢？所以，不要用手去揉眼睛、摸嘴巴、抠鼻子，确实想摸、想抠的时候，把手洗干净了再隔到卫生纸擦一下。

透析结束，走拢屋，第一件事就是用流动水配洗手液或者肥皂，按照时髦又有效的七步洗手法的步骤认真地洗手，洗手，再洗手！

新冠病毒很可怕，但是科学防护很有效！相信外出的血液透析患者只要做好每一个环节的防护，没得一丝丝的懈怠，新冠病毒肯定不会找到你的。

咋样，听"大内密探"说了这么多，大家还气不气愤？还要不要打电话举报他们呢？其实，对于这群"冒险"出门的特殊对象，大家应该对他们多一些

理解与关爱，覂再用异样甚至惊恐的眼光看他们了，他们跟我们一样，都需要面对严峻又可怕的新冠疫情！但他们又跟我们不一样，他们同时面对着疾病对生命的威胁！

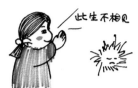

总之，疫情当下，希望每个人都能够做好严格、科学的防护，与新冠病毒"避而不见"。

（雷靖　陈林）

参考文献

[1]Bosla M, Pepe G, Picca A, et al. Treating symptoms to improve the quality of life in patients on chronic hemodialysis[J]. International urology and nephrology, 2019, 51(5): 885-887.

[2]Erken E, Altunoren O, Senel M E, et al. Impaired cognition in hemodialysis patients: The Montreal Cognitive Assessment (MoCA) and important clues for testing[J]. Clinical nephrology, 2019, 91(5):275-283.

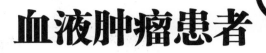

血液肿瘤患者

到底要不要 冒险 出门去医院

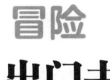

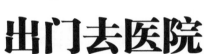

"这段时间，大家茶余饭后摆得最多的龙门阵是啥子？"

"当然是新冠病毒！"

"每天，大家打开电视，拿起手机最关心的是啥子？"

"当然也是新冠病毒！"

"以前大家都是'防火''防盗''防闺蜜'，现在大家最要防的是啥子？"

"当然还是新冠病毒！"

新冠病毒已经凭借它那"奸狡痞赖滑"的"流氓"特性，扰乱了"四海八荒"，"荣登"了头版头条，稳居热搜！

既然新冠病毒那么凶猛，那作为免疫力又相当低的血液肿瘤患者，该咋个办呢？是该跍到屋头，放弃治疗，还是该壮起胆子，冒险出门去趟医院呢？这是一个值得让我们的"大内密探"认真给大家讲一讲的问题！

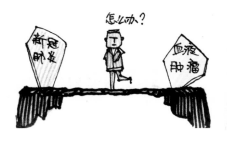

血液肿瘤的种类不一样，出不出门的结果自然也不一样。

首先来看一下血液肿瘤中的白血病。

白血病，老百姓习惯喊它"血癌"，这类患者一般都有发烧、出血、脑壳昏（发热、贫血）的症状表现。目前，有部分患者在各方面条件允许下可以换骨髓，但化疗仍然是他们主要的治疗手段。化疗过后，骨髓受到抑制，白细胞减少，血小板降低，发烧、出血、脑壳昏进一步加重，而且一不小心，坏的白血病细胞还要卷土重来，整得这类患者不得安宁。

对于这一类血液肿瘤的患者，进行定期复查，接受必要的治疗，有情况随时就医都是相当重要的。但医院人员流动确实大，这类人群的免疫力又极低，为了避免遇见新冠病毒这个家伙，可以考虑以不影响病情为原则，在医生的建议下，适当延长化疗周期或者改为口服药物治疗。但对于处在急性期，有明显身体不适的患者，尽管新冠病毒的毒性及传播性都很强，也还是要听从医生的建议和叮嘱，做好足够安全的科学防护，准时、及时地去医院接受治疗。

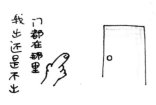

接到来说一下常见的血液肿瘤——淋巴瘤。

不同类型的淋巴瘤进展速度是不一样的，因此在新冠疫情期间，到底出不出门，去不去医院，这也要根据实际情况做相应的调整。

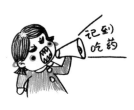

对于病情相对松活（轻松，这里指病情较轻）的惰性淋巴瘤（如小B细胞淋巴瘤、低级别滤泡淋巴瘤等），经过前期治疗病情已经得到很好控制的患者，可以适当延期2～4周再接受化疗，也可以在医生指导下根据病情考虑可否改为口服药物，这样网络门诊就可以随访，既安全，

又方便快捷。但重点是一定要根据病情，在医生的指导下进行哈，千万莫要自己乱调整治疗方案。此外，在这期间也需要自己多观察，一旦发现长新包包，或者是原来的包包长大了，请你马上去找医生，做相关检查后进行判断和处理。对于恶性程度高的侵袭性淋巴瘤（如弥漫大 B 细胞淋巴瘤等）或者是复发难治的淋巴瘤，那就要参考白血病的方案，定期完成化疗，防止疾病进展或复发。

最后来说一下血液肿瘤中很容易骨折的骨髓瘤。

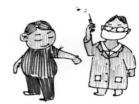

骨髓瘤，也是血液肿瘤中相对惰性的类型。靠口服药物或者皮下锎（刺，这里指打针）针注射药物就基本能控制病情。在新冠肺炎疫情期间，如果在以往的治疗基础上病情稳定的患者，可以继续维持原来的方案，该锎针的锎针，该吃药的吃药，居家完成治疗。对于要锎针的，可以在医生指导下，在就近的社区医院完成治疗，少来大医院打堆堆，避免被新冠病毒给盯梢。但如果是病情控制得不好，身上痛得更凶了或出现其他不舒服的，赶紧去医院！

需要强调的一点是，无论是哪种类型的血液肿瘤患者，在化疗后或者居家治疗期间出现感染并发症，如咳咳耸耸、发烧等情况，需在做好充分自我防护的情况下，到就近有发热门诊的医院去排除是不是惹起了新冠病毒，待排除新冠病毒感染以后，再去找血液系统的专科医生进行处理哈。

那到底该如何冒这个险，出这趟门呢？

如果明确你的发烧、咳嗽是化疗后出现的严重不良反应或症状加重引起的，采用在就近医院处理的原则就可以了，或者提前联系就诊医院，减少在外逗留的时间。另外，出门后要注意以下几个方面。

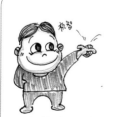

（1）注意保暖，出门要全程带好医用外科防护口罩，不要随便脱下来制造恐怖气氛。

（2）尽可能选择乘坐私家车，避免乘坐公共交通工具。

（3）尽量跟其他人保持至少 1 米的距离，不要去打堆堆、看稀奇、凑热闹。

（4）心态要好，跟医生冷静沟通，专心记好医生给你的每条建议。

（5）手不要到处乱碰、乱摸，摸了门把手、电梯按钮都要及时进行手部消毒。

（6）从医院回家后，请及时更换衣服，正确处理口罩，正确洗手，最好进行全身淋浴。

划个重点，打个总结。

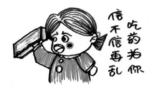

新冠病毒固然可怕，但是血液肿瘤患者发生病情变化更可怕。因此，只要在家的时候，遵医嘱规范治疗，严密监测，莫听信偏方乱吃药，莫贪图安逸不活动，莫偷懒耍滑忘洗手，就能最大限度地避免把自己里里外外都暴露给新冠病毒。实在要出门，也应自觉按照"大内密探"提供的秘籍去执行，尽可能地保平安，护周全。

（毛凌）

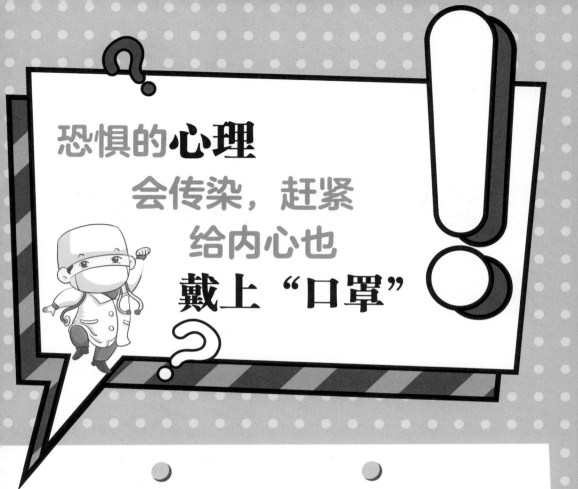

恐惧的心理会传染，赶紧给内心也戴上"口罩"

一说到 *2020*
你最先想到的是什么？
爱你，爱你
NO，NO，NO
今年最热的词语
那绝对是
新冠，新冠！
它家喻户晓，风靡全球
可以说是谈"冠"色变！
在被新冠病毒"禁足"的日子里
不是被憋坏就是被吓坏
可能等疫情过去
心理门诊就要挤爆咯！

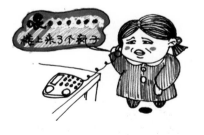

不信你来看
疫情期间天天"家里蹲"
你是否有过以下表现？

焦虑多疑

疫情出现后，特别关注身体各种变化，将自身各种不舒服与新冠肺炎联系起来，怀疑自己生病了。

愤怒暴躁

在压力下变得极度敏感，因为一点小事情就急躁、发脾气，甚至出现一些冲动的行为。

惶恐不安

会出现疑病（即怀疑自己生病），不敢按电梯和接触门把手，反复洗手、消毒，不出门，更不敢去医院等。

抑郁悲伤

每天都十分疲劳、精神不振，也很难集中注意力去思考，还可能出现睡眠问题。

疫情期间，这些心理问题多多少少都会出现在每个人身上。有的人感到"压力山大"，身上有一点点儿的小问题就惊风火扯地开始联想一大篇，结果整得睡不着、吃不香，到最后"喜获"熊猫眼（黑眼圈）一对儿，跟真正的熊猫更近一步！

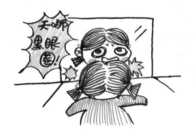

今天我们的"大内密探"就要认真指导一下大家，咋个安放自己这颗焦灼的心。

2020 年的新冠肺炎给一年一度的新春佳节笼罩了一层恐慌的面纱。当铺天盖地的各种信息让足不出户的大家获知天下事的同时，也使得大家的内心不由自主地开始以己度人、感同身受。而当内心承载过多消息的时候，大家就开始怀疑自己吸入的除了空气也可能还有病毒。这个时候，赶紧给

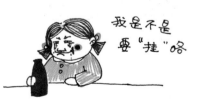

我们的内心"戴上口罩"就显得十分必要，且不允许耽搁丁丁儿（一点儿）了。那这层"口罩"该咋个戴呢？下面跟到"大内密探"继续看！

1. 不信谣，理性认识

对于新冠病毒，大家已经从当初的完全不当回事儿到现在的无所不知了。但是，就目前大家晓得的消息来看，很大一部分来自于"江湖谣言"，因此理性辨别很重要。我

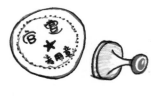

们也要尽可能地通过官方途径客观了解疫情的相关知识。

2. 有备无患，积极防治

必须要按照科学手段，不折不扣地落实各种防护措施，加强个人防护，阻断传播途径，减少感染机会。

3. 避免过分关注，保持社会联系

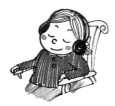

有了各种防护措施以后，不要一天 24 小时都拿起手机、开着电视随时关注疫情变化，避免过度紧张、恐惧导致睡不着。跟自己的家人或朋友打个电话、发个微信，聊聊除了新冠病毒以外的龙门阵，研究一下疫情过后哪个减肥减得快，讨论一下晚上吃点

什么，总之，不要因为一个新冠病毒就忽视了你的兴趣爱好，冷落了你的亲戚朋友，放弃了你的"一片江山"哈。

4. 生活规律，一如往常

保持正常的生活规律，避免睡前耍手机、喝酒助眠、晚上不睡白天补觉等坏习惯。要保持良好的作息才能休息得好，才能达到增强免疫力、抵挡新冠病毒的目的。

5. 相信科学，寻求专业帮助

如果这期间，你实在觉得紧张不安、提心吊胆，颤抖的心实在无处安放，你可以通过医院的网络咨询平台或者在线门诊寻求专业人员的帮助，切忌信啥子"江湖偏方"而害了自己哈。我们要相信科学的力量！

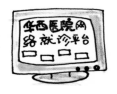

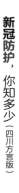

新冠肺炎疫情仍在延续

但春天却不会因此而缺席

这个鼠年的开启方式很独特

望每一位朋友

认真吃饭，好好睡觉

爱家人，爱自己

强大我们的内心

（黄霞　王武诗　刘美成）

参考文献

[1] 姚璜，杨盛力，张军辉，等. 新型冠状病毒肺炎疫情下肿瘤患者心理状态及调整策略 [J]. 现代肿瘤医学，2020, 28(7):1-2.

[2] 张伟，李为民，何志勇. 新型冠状病毒大众心理防护手册 [M]. 成都：四川科学技术出版社，2020.